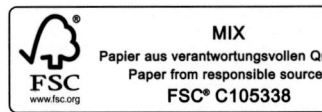

Jens-Uwe Knorr

Messung der Versorgungsqualität im Hilfsmittelbereich mit technischen Pflegehilfsmitteln in der häuslichen Pflege

Eine Untersuchung der Erhebungsinstrumente Quebec User Evaluation of Satisfaction with Assisitive Technologies (QUEST2.0) und KWAZO

Bachelor + Master Publishing

Knorr, Jens-Uwe: Messung der Versorgungsqualität im Hilfsmittelbereich mit technischen Pflegehilfsmitteln in der häuslichen Pflege: Eine Untersuchung der Erhebungsinstrumente Quebec User Evaluation of Satisfaction with Assisitive Technologies (QUEST2.0) und KWAZO, Hamburg, Bachelor + Master Publishing 2013

Originaltitel der Abschlussarbeit: Messung der Versorgungsqualität im Hilfsmittelbereich mit technischen Pflegehilfsmitteln in der häuslichen Pflege: Eine Untersuchung der Erhebungsinstrumente Quebec User Evaluation of Satisfaction with Assisitive Technologies (QUEST2.0) und KWAZO

Buch-ISBN: 978-3-95549-339-4
PDF-eBook-ISBN: 978-3-95549-839-9
Druck/Herstellung: Bachelor + Master Publishing, Hamburg, 2013
Zugl. Martin-Luther-Universität Halle-Wittenberg, Halle, Deutschland, Bachelorarbeit, Juli 2011

Bibliografische Information der Deutschen Nationalbibliothek:
Die Deutsche Nationalbibliothek verzeichnet diese Publikation in der Deutschen Nationalbibliografie; detaillierte bibliografische Daten sind im Internet über http://dnb.d-nb.de abrufbar.

Das Werk einschließlich aller seiner Teile ist urheberrechtlich geschützt. Jede Verwertung außerhalb der Grenzen des Urheberrechtsgesetzes ist ohne Zustimmung des Verlages unzulässig und strafbar. Dies gilt insbesondere für Vervielfältigungen, Übersetzungen, Mikroverfilmungen und die Einspeicherung und Bearbeitung in elektronischen Systemen.

Die Wiedergabe von Gebrauchsnamen, Handelsnamen, Warenbezeichnungen usw. in diesem Werk berechtigt auch ohne besondere Kennzeichnung nicht zu der Annahme, dass solche Namen im Sinne der Warenzeichen- und Markenschutz-Gesetzgebung als frei zu betrachten wären und daher von jedermann benutzt werden dürften.

Die Informationen in diesem Werk wurden mit Sorgfalt erarbeitet. Dennoch können Fehler nicht vollständig ausgeschlossen werden und die Diplomica Verlag GmbH, die Autoren oder Übersetzer übernehmen keine juristische Verantwortung oder irgendeine Haftung für evtl. verbliebene fehlerhafte Angaben und deren Folgen.

Alle Rechte vorbehalten

© Bachelor + Master Publishing, Imprint der Diplomica Verlag GmbH
Hermannstal 119k, 22119 Hamburg
http://www.diplomica-verlag.de, Hamburg 2013
Printed in Germany

Zusammenfassung

Hintergrund: Die Datenlage zur Versorgung mit technischen Hilfsmitteln ist unzureichend; besonders im Hinblick auf Qualitätsaspekte. Daher wird der Schwerpunkt dieser Arbeit sein, Möglichkeiten aufzuzeigen, mit denen man diese Datenlage verbessern kann. Am Anfang steht die Analyse des Ist-Zustandes der derzeitigen Versorgungslage mit Pflegehilfsmitteln und die Feststellung der Relevanz auf Grund der Pflege- und Hilfsmittelstatistik. Hierbei müssen auch die Sozialgesetzgebung berücksichtigt werden und die Versorgungsabläufe in der Realität.

Ziel und Fragestellung: Welche Instrumente sind geeignet, die Versorgungsqualität bei technischen Pflegehilfsmitteln in der häuslichen Pflege bei ab 65-jährigen Versicherten zu messen? Und: Reicht deren Aussagekraft aus, um Rückschlüsse für eine effizientere (optimalere) Pflegehilfsmittelversorgung in diesem Bereich zu ziehen?

Methodisches Vorgehen: Nach einer Begriffsdefinition und -eingrenzung wurde die vorhandene Literatur zur Hilfsmittelversorgung, zur Versorgungsqualität und den in diesem Zusammenhang verwendeten Erhebungsinstrumenten systematisch recherchiert. Die gefundenen Instrumente mussten zwei Kriterien genügen: (1) Messung der Zufriedenheit aus Nutzersicht, da diese ein Indikator für die Versorgungsqualität ist, und (2) allgemeine Einsetzbarkeit bei vielen Hilfsmittelkategorien. Die Studien wurden auf Hinweise zur Reliabilität, Validität und Anwendbarkeit geprüft.

Ergebnisse: Zwei verfügbare Instrumente wurden gefunden. Der international entwickelte *Quebec User Evaluation of Satisfaction with Assisitive Technologies* (QUEST2.0, 12 Items) und das in den Niederlanden entwickelte KWAZO-Instrument (7 Items) zur Messung der Zufriedenheit mit Hilfsmitteln bzw. der Hilfsmittelversorgung aus Nutzerperspektive. Beide Instrumente sind valide, reliabel und anwendbar. In Deutschland fanden sie - außer in zwei Studien im Reha-Bereich - noch keine Anwendung in pflegerischen Settings. Es ist denkbar sie in pflegerische Assessments, in Studien zur Versorgungsforschung und z.B. in die MDK-Evaluation einzubinden.

Inhalt

Einleitung 1

1 Theoretischer Rahmen 2

    1.1 Statistischer Hintergrund 2

        1.1.1 Die Pflegestatistik 2

        1.1.2 Demographische Entwicklung 2

        1.1.3 Der Hilfsmittelreport 3

    1.2 Forschungsfrage, Hypothesen und Begriffsbestimmungen 4

        1.2.1 Häusliche Pflege 5

        1.2.2 Hilfsmittel, Pflegehilfsmittel und technische Pflegehilfsmittel ... 6

        1.2.3 Versorgungsqualität 10

    1.3 Probleme in der Hilfsmittelversorgung 13

2 Methodik 15

3 Ergebnisse 20

    3.1 "Quebec User Evaluation of Satisfaction with assistive Technology" (QUEST) 20

        3.1.1 Entwicklung des QUEST 1996 20

        3.1.2 Studien zur Reliabilität, Validität und Machbarkeit (1998-2002) ... 23

        3.1.3 Beurteilung des QUEST-Instrumentes anhand weiterer Studien ... 27

    3.2 Studie zum niederländischen KWAZO 29

        3.2.1 Methodik 31

        3.2.2 Ergebnisse 31

        3.2.3 Beurteilung 32

 3.3 MDK-Prüfung nach SGB XI 32

  3.3.1 Methodik 33

  3.3.2 Beurteilung 34

4 Diskussion 35

 4.1 Strategien zu einer optimaleren Hilfsmittelversorgung 35

 4.2 Übertragbarkeit auf die häusliche Pflege in Deutschland 36

 4.3 Ausblick 37

5 Zusammenfassung 38

Anhang 39

Literaturverzeichnis 49

Abkürzungsverzeichnis

€	... Euro
#	... Item
Abb.	... Abbildung
Abs.	... Absatz
Anm. d. A.	... Anmerkung des Autors
ATD	... Assistive Technology Device
BARMER	... Barmer Krankenkasse
BI	... Barthel Index
BMG	... Bundesministerium für Gesundheit
bzw.	... beziehungsweise
C-QUEST	... Chinese Version of Quebec User Evaluation of Satisfaction with Technology
ca.	... circa
Caregiver Burden	... Belastung der Pflegekräfte
CHART	... Craig Handicap Assessment and Rating Technique-Revised
COPM	... Canadian Occupational Performance Measure
D-QUEST	... Dutch Version of Quebec User Evaluation of Satisfaction with Technology
ebd.	... ebenda
etc.	... et cetera
EuroQol EQ-5D	... Quality of Life mit fünf Dimensionen
FEW	... Functioning Everyday with a Wheelchair
ff.	... fortfolgende
GBA	... Gemeinsamer Bundesausschuss
GEK	... Gmünder Ersatzkasse
gem.	... gemäß
ggf.	... gegebenenfalls
GKV	... Gesetzliche Krankenversicherung
Hilfsm-RL	... Hilfsmittelrichtlinie
i.S.v.	... im Sinne von
inkl.	... inklusive
IRV	... Institute for Rehabilitation Research
Kap.	... Kapitel
LEC	... Life Event Checklist
LIFE-H	... Assessment of Life Habits
max.	... maximal

MDK	... Medizinischer Dienst der Krankenkassen
med.	... medizinisch
mind.	... mindestens
Mio	... Millionen
MMST	... Mini Mental Status Test
Mrd.	... Milliarden
PASIPD	... Physical Activity Scale for Individuals with Physical Disabilities
pfleg.	... pflegerisch
PflRi	... Pflegebedürftigkeits-Richtlinie
PIADS	... Psychosocial Impact of Assistive Devices Scale
QUEST	... Quebec User Evaluation of Satisfaction with Technology
r	... Korrelationskoeffizient
s	... Standardabweichung
S.	... Seite
SERVQUAL	... Service Qualität (Fragebogen)
SF-12	... Short Form Health Survey (12 Items)
SGB	... Sozialgesetzbuch
SIPSOC	... Mobility Range and Social Behavior
SMAF	... Functional Autonomy Measurement System
sog.	... sogenannten
SPV	... soziale Pflegeversicherung
T-QUEST	... Taiwanese Version of Quebec User Evaluation of Satisfaction with Technology
Tab.	... Tabelle
techn.	... technisch
UAL	... Utrecht Activity List
Übers. d. A.	... Übersetzung des Autors
vgl.	... vergleiche
WHO QoL-BREF	... World Health Organization Quality of Life (short version)
WhOM	... Wheelchair Outcome Measure
WST	... Wheelchair Skills Test
wκ	... gewichteter Kappa-Koeffizient
z.B.	... zum Beipiel
κ	... Kappa-Koeffizient
χ	... Mittelwert

Tabellenverzeichnis

Tab.: 1 Kennzahlen der Jahre 2008 und 2009 für die BARMER GEK-Versicherten (Sauer *et al.*, 2010, S. 19 ff.) 3

Tab.: 2 Gegenüberstellung der Charakteristka von Hilfsmitteln und Pflegehilfsmitteln (Kamps, 2010, S. 32 u. 37) 7

Tab.: 3 Arten und Kosten von Pflegehilfsmitteln (gem. SGB XI) 7

Tab.: 4 Bewertung einer Leistung aus subjektiver und objektiver Sicht (Krämer & Mauer, 1998) 13

Tab.: 5 Aufstellung der Erhebungsinstrumente (eigene Darstellung) 16

Tab.: 6 Ergebnisse weiterer Studien im Überblick 28

Tab.: 7 Kriterien und Items des KWAZO (Übers. d. A.: nach Dijcks *et al.*, 2006b, S. 910) 30

Tab.: 8 Rechercheergebnisse der "Abstract"-Analyse (eigene Darstellung) 39

Tab.: 9 Die 24 QUEST-Items mit Übersetzung und die 12 QUEST2.0-Items (vgl. Demers *et al.*, 2000c, S. 102; Demers *et al.*, 1999b, S. 161; Pfeiffer, 2008) 43

Abbildungsverzeichnis

Abb.: 1 Entwicklungsschritte des QUEST (nach *et al.*, 1996, S. 6) 21

Abb.: 2 Das Assessment des QUEST-Instrumentes (vgl. *et al.*, 1996, S. 8) 22

Einleitung

Durch die steigende Anzahl der pflegebedürftigen Menschen in Deutschland, wird die effiziente Versorgung mit Hilfsmitteln immer wichtiger. Besonders die betroffenen Pflegekräfte, aber auch Angehörige müssen sich zunehmend damit auseinandersetzen. Effizienz meint hierbei nicht nur den Versorgungsprozess, sondern auch die Versorgungsqualität. Es ist schon ein hoher bürokratischer Aufwand beim Beantragen der Hilfsmittel nötig (vgl. Kamps, 2010, S. 9), aber über die Nutzung, die Notwendigkeit und vor allem die Zufriedenheit liegen kaum oder keine Daten in Deutschland vor. Aber eben solche Qualitätskennzahlen sind nötig, um sich ein umfassendes Bild über die Hilfsmittelversorgung in Deutschland machen zu können. Denn eine Über-, Unter- oder Fehlversorgung spiegelt sich nicht zuletzt in diesen Parametern wieder. Die vorliegende Arbeit beschäftigt sich mit Möglichkeiten, diese Qualität zu erfassen. Denn erst auf Grundlage repräsentativer Daten kann man beginnen, die Hilfsmittelversorgung zu optimieren. Der Autor stellt hierfür Instrumente der Datenerhebung vor, die sich international bewährt haben (KWAZO, QUEST2.0). Zu Beginn werden jedoch die Rahmenbedingungen beschrieben, die sich in der ambulanten Pflege im Lichte der gesetzlichen Leistungen der Pflegeversicherung ergeben. Die derzeitige Versorgungssituation und ihre Probleme werden ebenso beleuchtet wie die Chancen und möglichen Strategien zu Verbesserung dieser Situation. Zum Schluss werden die Ergebnisse diskutiert und aufgrund dessen Handlungsempfehlungen aufgezeigt.

1 Theoretischer Rahmen

1.1 Statistischer Hintergrund

Um die Relevanz des Themas herauszuarbeiten, bezieht sich der Autor zunächst auf aktuelle statistische Erhebungen bzw. deren Verlauf in den letzten Jahren. Daraus geht besonders ein jährlich steigender Trend hervor. Das betrifft zum einen die Anzahl der pflegebedürftigen Menschen in Deutschland und die Ausgaben für Hilfsmittel und Pflegehilfsmittel. Allein diese Zahlen machen ein Nachdenken über Optimierungen im Bereich *Versorgung mit Pflegehilfsmitteln* notwendig (vgl. Pfaff, 2011, S. 6).

1.1.1 Die Pflegestatistik

Das Statistische Bundesamt erstellt seit Dezember 1999 zweijährlich die Pflegestatistik auf Grundlage des § 109 (1) SGB XI i.V.m. der Pflegestatistikverordnung (vgl. Destatis, 2011; Pfaff, 2011, S. 3). An der Entwicklung wird sichtbar, dass die Anzahl der Pflegebedürftigen nach dem SGB XI kontinuierlich gestiegen ist. Zwischen den Jahren 1999 und 2010 hat deren Zahl um 16,0 % (322.000) zugenommen. Proportional dazu stieg die Anzahl der Pflegedienste, der Pflegeheime und der Beschäftigten. Der Schwerpunkt liegt klar auf der ambulanten Pflege, die im Verhältnis zur vollstationären Pflege ca. 70% der Pflegebedürftigen betrifft. Man kann sogar von einer Verschiebung in Richtung der ambulanten Pflege sprechen. Die Verhältnisse in den einzelnen Pflegestufen weichen geringfügig voneinander ab. (vgl. Pfaff, 2011; Pfaff & Rottlaender, 2003, 2005, 2007, 2009). Aus der Pflegestatistik geht auch hervor, das Menschen mit zunehmenden Alter in der Regel mit größerer Wahrscheinlichkeit pflegebedürftig werden. In der Gruppe der 70- bis unter 75-jährigen lag die Pflegequote 2009 bei 5%, während für die über 90-Jährigen eine Quote von 59% zu verzeichnen war (vgl. Pfaff, 2011, S. 7). Die Pflegequoten und die Versorgungsprävalenz mit Hilfsmitteln steigen mit zunehmenden Alter exponentiell an (vgl. Sauer, Kemper, Kaboth & Glaeske, 2010, S. 72; Statistikportal, 2010, S. 25). Man könnte also schließen, das sich die Pflegequote proportional zu Hilfsmittelprävalenz verhält.

1.1.2 Demographische Entwicklung

"Die Wahrscheinlichkeit, dass ältere Menschen pflegebedürftig werden, steigt mit zunehmendem Alter deutlich an." (Statistikportal, 2010, S. 5). Die künftige zahlenmäßige Entwicklung der Menschen im höheren Alter wird Auswirkungen auf die Zahl der Pflegebedürftigen haben. Vorausberechnungen der Statistischen Ämter des Bundes und der Länder haben ergeben, das sich im Jahr 2050 die Zahl der 60-Jährigen und Älteren auf vorraussichtlich 40% erhöhen wird. Besonders die Gruppe der über 80-Jährigen wird

stark zunehmen - von ca. 4 Mio (2009) auf ca. 10 Mio (2050). Die Gesamtbevölkerung nimmt zahlenmäßig ab und gleichzeitig nimmt der Anteil der älteren Bevölkerung stark zu (vgl. Statistikportal, 2010, S. 5).

1.1.3 Der Hilfsmittelreport

Die BARMER GEK, früher nur die Gmündner Ersatzkasse (GEK), gibt in Kooperation mit dem Zentrum für Sozialpolitik (ZeS) der Universität Bremen jährlich den sogenannten *Heil- und Hilfsmittelreport* heraus. Dieser Bericht liefert repräsentative Daten über die Versorgungssituation und -entwicklung in Deutschland. Die BARMER und die GEK haben sich im Januar 2010 zur größten gesetzlichen Krankenkasse in Deutschland vereinigt. (vgl. Sauer *et al.*, 2010, S. 4). Die 8,8 Mio Versicherten der BARMER GEK stehen für fast 13% der GKV-Versicherten. Nach eigener Auffassung soll der Bericht dazu beitragen, *"Über-, Unter- und Fehlversorgung"* in der Hilfs- und Heilmittelversorgung aufzuzeigen (vgl. Sauer *et al.*, 2010, S. 4). Eine Berechnung der letzten drei Jahrzehnte zeigt eine überdurchschnittliche Steigerungsrate (200%) im Hilfs- und Heilmittelbereich auf, diese stand *"bisher kaum im Zentrum gesundheitspolitischer Initiativen"* (SVR, 2005, S. 507). Auch dies liefert einen weiteren Grund, sich näher mit dem Thema dieser Bachelorarbeit zu beschäftigen (SVR, 2005, S. 508, Ziffer 687). Der Ausgabenanteil der GKV insbesondere für Hilfsmittel mag mit 3,13% relativ niedrig wirken. Allerdings sprechen die absoluten Zahlen (5,5 Mrd. €) für sich und es muss aufgrund der demographischen Entwicklung mit weiteren Steigerungen gerechnet werden. Von 2008 zu 2010 haben sich nicht nur die Ausgaben für Hilfsmittel (4,91→5,5 Mrd.), sondern auch der prozentuale Anteil der Gesamtausgaben (3,05→3,13%) erhöht (Sauer *et al.*, 2010, S. 8). Die folgende Tabelle (Tab.: 1) zeigt einige Daten der BARMER GEK.

Tab.: 1 Kennzahlen der Jahre 2008 und 2009 für die BARMER GEK-Versicherten (Sauer *et al.*, 2010, S. 19 ff.)

	2008	2009	Änderung in %
Versicherte mit Pflegehilfsmittelleistungen nach §40 SGB XI (Anteil der Versicherten in %)			
Männer	19.320 (0,2%)	21.800 (0,2%)	+12,84 * +11,38 **
Frauen	31.612 (0,4%)	34.960 (0,4%)	+10,50 * +9,66 **
Ausgaben für Pflegehilfsmittel (§40 SGB XI) in €			
Gesamt	22.528.266,97	26.664.292,07	+18,36 * +15,5 **

Männer	8.944.914,95	10.734.931,70	+20,01 * +16,67 **
Frauen	13.583.352,02	15.929.360,37	**+17,27** * +14,73 **

* Diese Zahlen wurden original übernommen, sind jedoch nicht nachvollziehbar ** Berechnung des Autors

Hier wird besonders deutlich das nicht nur der Anteil der Versicherten mit Pflegehilfsmitteln steigt sondern auch die Ausgaben dafür steigen überdurchschnittlich um bis zu 20% (bzw. 16,67% siehe Tab.: 1). Aber auch bei den Hilfsmitteln, die für diese Betrachtung herangezogen wurden, sind Steigerungen zwischen 2008 und 2009 zu beobachten. Dieser Trend zeigt sich auch in den Jahren davor (z.B. Deitermann, Kemper, Hoffmann & Glaeske, 2006, S. 11).

1.2 Forschungsfrage, Hypothesen und Begriffsbestimmungen

Die Forschungsfrage dieser Arbeit lautet: Welche Instrumente sind geeignet, die Versorgungsqualität bei technischen Pflegehilfsmitteln in der häuslichen Pflege bei ab 65-jährigen Versicherten zu messen? Fragen, die damit direkt verknüpft sind: Was ist ein geeignetes Instrument, um die Versorgungsqualität zu messen? Diese Frage steht im Zentrum des Erkenntnisinteresses dieser Arbeit. Was ist Versorgungsqualität? Was sind technische Pflegehilfsmittel? Was ist häusliche Pflege? Die Alterseinschränkung wurde bei der Recherche berücksichtigt, da diese Gruppe am wahrscheinlichsten vom Risiko der Pflegebedürftigkeit betroffen ist (vgl. Statistikportal, 2010, S. 5) und um das Thema einzugrenzen. Sicherlich sind Menschen jeden Alters, die eine Einschränkung haben, auf eine gute Hilfsmittelversorgung angewiesen, um besser am Leben teilhaben zu können. Gegenstand dieser Arbeit ist jedoch der pflegerische Kontext und weniger der rehabilitative. Eine weitere Forschungsfrage ist: Reicht die Aussagekraft der Instrumente aus, um Rückschlüsse für eine effizientere (optimalere) Pflegehilfsmittelversorgung in diesem Bereich zu ziehen? Die damit verbundenen Hypothesen lauten: 1.) Mit einem geeigneten Instrument kann der Bedarf an technischen Pflegehilfsmitteln und die Versorgungsqualität in der häuslichen Pflege umfassend dargestellt werden. 2.) Dies führt zu einer Optimierung (i.S.v. Effizienz) der Versorgungsqualität. Die Frage, inwiefern die gefundenen Instrumente zur Erhebung der Versorgungsqualität und der Effizienzsteigerung im Bereich technische Pflegehilfsmittel in der häuslichen Pflege dienen, wird am Ende dieser Bachelorarbeit diskutiert.

1.2.1 Häusliche Pflege

Die häusliche Pflege, oder auch ambulante Pflege, findet zu Hause statt. In § 3 SGB XI ist der Vorrang der häuslichen Pflege vor anderen Pflegeformen wie teil- oder vollstationärer Pflege festgeschrieben. Diese beiden Formen werden in der vorliegenden Arbeit nicht näher beleuchtet. Es gibt drei Pflegestufen und die sog. Pflegestufe "Null" im erweiterten Pflegebegriff. Der Gesetzestext beschreibt zunächst einen Personenkreis, der Hilfe braucht und diese somit auch beanspruchen kann (vgl. § 14 Abs. 1 Nr. 1 SGB XI). Die Pflegebedürftigkeits-Richtlinien der Spitzenverbände der Krankenkassen definieren die Pflegebedürftigkeit wie folgt.

> "Pflegebedürftigkeit ist regelmäßig kein unveränderbarer Zustand, sondern ein Prozess, der durch präventive, therapeutische bzw. rehabilitative Maßnahmen und durch aktivierende Pflege beeinflussbar ist" (GKV-Spitzenverband, 2006, S. 2)

Hier wird ein veränderbarer und beeinflussbarer Zustand definiert, der zugleich auch das Ziel der Pflege festlegt. Der Begriff *aktivierende Pflege* legt dies nahe. Seit dem 01.04.1995 wurden die Leistungen der SPV schrittweise eingeführt. Die Sozialhilfe greift subsidiär ein, wenn dies nötig wird (lt. § 2 SGB XII). Aus der SPV lassen sich eine Reihe an Geld- bzw. Sachleistungen ableiten. Die wohl zentralste Leistung der SPV ist die Sicherstellung der häuslichen Pflege durch geeignete Pflegekräfte. Diese Arbeit kann auch durch angehörige Pflegepersonen getan werden. In diesem Fall kann der Pflegebedürftige Geldleistungen in Anspruch nehmen. Allerdings muss dann die Pflegequalität durch eine zugelassene Pflegekraft regelmäßig überprüft werden (§ 37 Abs. 3 u. 6 SGB XI). Zudem können Geld und Sachleistungen nach § 38 SGB XI auch im prozentualen Verhältnis kombiniert werden. Nach dem SGB XII werden eine Reihe von finanziellen Hilfen, die sog. Leistungen der *Hilfe zur Pflege* gewährt, auf die hier auch nicht näher eingegangen wird. Beispiele wären unter anderem auch die Pflegehilfsmittelversorgung (§ 61 Abs. 2 SGB XII) (vgl. Krahmer, 2010, S. 36-48). Die Pflegebedürftigkeit muss darauf beruhen, dass die Fähigkeit, bestimmte Verrichtungen im Ablauf des täglichen Lebens auszuüben, eingeschränkt oder nicht vorhanden ist. Maßstab der Beurteilung der Pflegebedürftigkeit sind daher ausschließlich die Fähigkeiten zur Ausübung dieser Verrichtungen und nicht Art oder Schwere vorliegender Erkrankungen oder Schädigungen (vgl. GKV-Spitzenverband, 2006, S. 3). Der Einsatz von Pflegehilfsmitteln muss genau diesen Kriterien entsprechen, anderenfalls greifen SGB V oder IX. Dann ist allerdings von Hilfsmitteln die Rede. Im nächsten Kapitel wird der Hilfsmittelbegriff bestimmt. Hierzu werden einschlägige Definitionen herangezogen. Danach wird eine Eingrenzung auf die sog. *technischen Pflegehilfsmittel* vorgenommen.

1.2.2 Hilfsmittel, Pflegehilfsmittel und technische Pflegehilfsmittel

Allgemeine Definition von Hilfsmitteln - Weder in der deutschen noch in der angloamerikanischen Terminologie finden sich eindeutige Definitionen des Begriffes *Hilfsmittel*. Im Englischen werden Begriffe wie *assistive aids, technical aids, assistive device, technical device* oder *assistive technoloy* praktisch synonym verwendet. Genauso wie in ISO 9999 findet sich in der amerikanischen Gesetzgebung eine relativ weitgefasste Definition von Hilfsmitteln (vgl. Bestmann, 2004, S. 9ff):

> "The Act defines an assistive technology device as any item, piece of equipment, or product system, whether acquired commercially off the shelf, modified, or customized, that is used to increase, maintain, or improve functional capabilities of individuals with disabilities. Assistive technology service is defined as any service that directly assists an individual with a disability in the selection, acquisition, or use of an assistive device."[1] (The Assistive Technology Act, IATP, 2004)

Theoretisch kann hier jeder erdenkliche hilfreiche Gegenstand ein Hilfsmittel sein, welches funktionseingeschränkten Menschen zugänglich sein muss. "*In Deutschland ist der Hilfsmittelbegriff sozialversicherungsrechtlich nicht eindeutig definiert.*" (Mischker, 2009, S. 13). Je nach Kostenträger werden ihm bestimmte Eigenschaften zugeordnet. Der Hilfsmittelbegriff wird durch das SGB V weiter eingegrenzt, da es nur bestimmte im Hilfsmittelverzeichnis aufgeführte Hilfsmittel zulässt.

Hilfsmittel im Kontext der Sozialgesetzgebung - Zunächst einmal definiert § 31 SGB IX Hilfsmittel als Hilfen, die von den Leistungsempfängern getragen und mitgeführt werden können. Hierzu zählen nicht die allgemeinen Gebrauchgegenstände des täglichen Lebens (siehe auch § 33 SGB V). Bei diesem Begriff muss man zwischen den Leistungen nach SGB V und den Leistungen nach SGB XI unterscheiden. Bei der GKV haben *Hilfsmittel* immer einen therapeutischen, behinderungsausgleichenden und vorbeugenden Charakter. In der SPV werden sie als *Pflegehilfsmittel* bezeichnet und sollen eher den Bedarf an Assistenz und Pflege verringern (vgl. Kamps, 2010, S. 37). In § 40 Abs. 1 SGB XI ist von *Erleichterung, Linderung* und *selbständiger Lebensführung* die Rede. In Tab.: 2 (S. 7) sind die Charakteristika der Hilfsmittel und Pflegehilfsmittel aufgeführt.

---

[1] [Dieses Gesetz definiert Hilfsmittel als jedes Teil, Ausrüstung oder Produkt-System, ob kommerziell aus dem Regal erworben, verändert oder angepasst, mit der man die Erhaltung oder Verbesserung der funktionellen Fähigkeiten von Menschen mit Behinderungen erhöht. Hilfsmittelversorgung ist jeder Dienst, der Menschen mit einer Behinderung bei der Auswahl, Beschaffung oder Verwendung von Hilfsmittels direkt unterstützt.] Übers. d. A.

"Pflegehilfsmittel sollen helfen, eine Überforderung der Leistungskraft des Pflegebedüftigen und der Pflegenden zu verhindern." (Kamps, 2010, S. 27).

Tab.: 2 Gegenüberstellung der Charakteristka von Hilfsmitteln und Pflegehilfsmitteln (Kamps, 2010, S. 32 u. 37)

Hilfsmittel (gem. SGB V)	Pflegehilfsmittel (gem. SGB XI)
Sächlicher Gegenstand	
primäre Nutzung durch kranke, behinderte und von Behinderung bedrohte Menschen	primäre Nutzung durch Pflegepersonal
bauart- und konstruktionsbedingt auf Eigenbenutzung des Versicherten ausgelegt	bauart- und konstruktionsbedingt auf Anwendung durch Pflegepersonal ausgelegt
dient bestimmungsgemäß der Behandlung, der Vorbeugung oder dem Ausgleich einer Behinderung	dient bestimmungsgemäß *nicht* der Behandlung, der Vorbeugung oder dem Ausgleich einer Behinderung

Man unterscheidet einmal *zum Verbrauch bestimmte Pflegehilfsmittel* und *nicht zum Verbrauch bestimmte Pflegehilfsmittel*. Letztere bezeichnen die sog. *technischen Pflegehilfsmittel*, auf die das Augenmerk dieser Arbeit gerichtet ist. Tab.: 3 (S. 7) zeigt die Arten der Pflegehilfsmittel nach dem SGB XI. Auch im SGB XII findet sich ein Anspruch auf Pflegehilfsmittel. Inhaltlich deckt sich der § 61 (2) SGB XII mit den Vorschriften der SPV. Zu diesem Punkt ist jedoch hinzuzufügen, das hier der sozialhilferechtliche Bedarf angesetzt wird, sodass das Hilfsmittelverzeichnis keinen abschließenden Charakter hat. Nach § 9 geht es im SGB XII um die individuelle Bedarfssituation. Auf Grund des Bedarfsdeckungsprinzips greift hier auch nicht die Kostenbeschränkung der SPV. Die notwendige Hilfe ist hier immer in vollem Umfang zu gewähren (vgl. Krahmer, 2010, S. 47).

Tab.: 3 Arten und Kosten von Pflegehilfsmitteln (gem. SGB XI)

Art des Pflegehilfsmittels	Kosten
Zum Verbrauch bestimmte Pflegehilfsmittel (gem. § 40 (2) SGB XI) z.B.: Inkontinenzmaterial, Vliesunterlagen, Desinfektionsmittel, Einmalhandschuhe etc.	max. € 31,00/ **Monat** Kostenübernahme oder Kostenerstattung von € 31,00

übereignete **technische Pflegehilfsmittel** (gem. § 40 (3) SGB XI) z.B.: Gehhilfen, Badewannenlifter, Pflegebett etc.	Zuzahlung von **10%** max. € **25,00** pro Posten
leihweise bzw. im Leasingverfahren überlassene **technische Pflegehilfsmittel** (gem. § 40 (3) SGB XI) z.B.: Gehhilfen, Badewannenlifter, Pflegebett etc.	keine Zuzahlung, bei Ablehnung der leihweisen Überlassung trägt der Versicherte die Kosten selbst
Technische Hilfen (gem. § 40 (4) SGB XI) z.B.: Umbaumaßnahmen, barrierefreie Wohnung	subsidiäre Kostenübernahme nach Einkommen des Pflegebedürftigen, max. € 2.557,00
analog zu § 62 (2) S.2 SGB V Zuzahlungsbefreiung	Zuzahlungsbegrenzung auf 2% des Jahresbruttos bzw. 1% des Jahresbruttos bei chronisch Kranken

Hilfsmittel- und Pflegehilfsmittelverzeichnis - Das Hilfsmittelverzeichnis wurde 1988 mit dem Gesundheitsreformgesetz eingeführt. Insgesamt beinhaltet das Hilfsmittelverzeichnis ca. 20.000 Eintragungen. Diese Hilfsmittel sind aktuell in 33 unterschiedliche Produktgruppen eingeteilt. Das Pflegehilfsmittelverzeichnis enthält weitere sechs (vgl. Kamps, 2010, S. 92 ff.). Deutschlandweit sind derzeit rund 55.000 Leistungserbringer von Hilfsmitteln tätig (vgl. REHADAT, 2011; vgl. VDEK, 2010, S. 9). Pflegehilfsmittel müssen nach § 78 Abs. 2 Nr. 2 SGB XI und § 139 SGB V vom Spitzenverband Bund der Krankenkassen wie die Hilfsmittel in einem Hilfsmittelverzeichnis festgehalten werden. Alle hier aufgeführten Pflegehilfsmittel wurde auf medizinisch-pflegerischen Nutzen und Funktionstauglichkeit geprüft und nach Entscheidung des GKV-Spitzenverbandes in das Verzeichnis aufgenommen. Jedes Hilfsmittel wird näher klassifiziert und kann einer eindeutigen Positionsnummer zugeordnet werden.

Der Versorgungablauf - Nach dem neunten Buch des Sozialgesetzbuches stehen Behinderten und von Behinderung bedrohten Menschen Leistungen, die die Teilhabe am gesellschaftlichen Leben fördern und Benachteiligungen vermeiden bzw. ihnen entgegenwirken, zu (vgl. Kamps, 2010, S. 13 u. 14). Die Versorgung mit Pflegehilfsmitteln soll die Leistungen der häuslichen Pflege ergänzen. Wie schon erwähnt, "*kann der Anspruchsgrund sowohl in der Person des Pflegebedürftigen als auch in der Pflegeperson liegen.*" (Kamps, 2010, S. 27). Die SPV wird dann leistungspflichtig, wenn Pflegebedürftige die Hilfsmittel nicht selbst oder nur unter erheblichen Anstrengungen nutzen können, wenn die Selbstbestimmung über das eigene Wohl nicht mehr möglich ist, wenn die Hilfsmittel nur prophylaktisch eingesetzt werden und wenn Hilfsmittel die Pflege erleichtern. (vgl. § 40 Abs. 4 SGB XI; Kamps, 2010, S. 27ff). Das gestaltet sich insbesondere dann schwierig, wenn ein Hilfsmittel sowohl den Zielen der GKV als auch der SPV dient. Wenn ein Hilfsmittel überwiegend behinderungsausgleichend ist, unterliegt es der GKV. Für die SPV ist zwar immer auch ein Behinderungsausgleich festzustellen, jedoch wiegen Erleicherung der Pflege, Linderung der Beschwerden oder Ermöglichung selbständiger Lebensführung schwerer. Prinzipiell wird immer der Einzelfall entschieden. Es sind keine pauschalen Zuordnungen möglich. Diese Abgrenzungsproblematik zeigt sich im Prinzip bei allen im Pflegehilfsmittelverzeichnis aufgeführten Produktarten wie z.B. Gehhilfen, Badewannenlifter, Toilettenstühle, Mobilitätshilfen, Lagerungshilfen etc. (vgl. Huhn, 2011).

Leistungsumfang - Das technische Pflegehilfsmittel vorzuhalten, reicht oft nicht aus. Oft hängen bestimmte Dienstleistungen wie Wartungsarbeiten oder Reparaturen daran. Nach § 140 SGB V erfolgt die Versorgung mit Pflegehilfsmitteln in der Regel durch Dritte, zugelassene Leistungserbringer wie Sanitätsfachhäuser oder Apotheken (vgl. Kamps, 2010, S. 40; § 73 SGB V). Die technischen Pflegehilfsmittel werden vorrangig leihweise überlassen (vgl. Kamps 2010, 57). In dem Falle werden sie nach Benutzung aufgearbeitet und an andere Versicherte weitergegeben. Nach § 29 SGB XI müssen Pflegehilfsmittel *wirksam*, *wirtschaftlich* und *notwendig* sein. Diese drei Kriterien beschränken zugleich auch die Wahlrechte des Versicherten. Leistungen, die über das Notwendige hinaus gehen, muss er selbst bezahlen. Bis zum 31.03.2007 hatte zumindest der Leistungserbringer eine freie Wahl, was das Produkt anging. Derzeit sind die durch Ausschreibungen zustandegekommenen Verträge mit den Kassen gültig, sodass überhaupt keine Wahlmöglichkeit mehr besteht. (vgl. § 29 Abs. 2 SGB XI; Kamps, 2010, S. 55)

> "Auch wenn die Verträge die Versicherten selbst nicht direkt betreffen, haben sie doch erheblichen Einfluss auf die Hilfsmittelauswahl, -qualität und -versorgung."
> (Kamps, 2010, S. 58)

Paragraph 31 Abs. 1 u. 5 SGB V, der auch hier wieder analog für Pflegehilfsmittel gilt, besagt, dass zum Umfang des Hilfsmittels auch das Zubehör, die Änderung, die Instandsetzung, der Ersatz, sowie die Ausbildung im Gebrauch des Hilfsmittels gehört. Wartung, technische Kontrollen und individuelle Anpassung sind ebenso vorgesehen. Die Leistungserbringer müssen dies in einer Präqualifizierung vor Vertragsabschluss nachweisen (GKV-Spitzenverband 2011). Mehrfachversorgungen mit technischen Pflegehilfsmitteln sind im Grunde nicht Vorgesehen. Allerdings sieht die Hilfsmittelrichtlinie, die analog auch für alle Pflegehilfsmittel gilt, Ausnahmen bei *hygienischen* und *sicherheitstechnischen* Gründen bzw. bei *hoher Beanspruchung* vor (HilfsM-RL, 2009, S.

8). Die Pflegehilfsmittel werden grundsätzlich nach dem *Sachleistungsprinzip* ausgegeben. Als Ausnahme davon kann der Versicherte auf Wunsch das *Kostenerstattungsprinzip* wählen (vgl. § 13 SGB V).

Leistungsantrag und Leistungsbewilligung - Der Antrag auf Kostenübernahme kann direkt an die SPV gerichtet werden. Wenn diese den Bedarf bestätigt, kann der Versicherte die entsprechenden Pflegehilfsmittel bei dem Leistungserbringer bestellt werden. Meist wird durch den Medizinischen Dienst der Krankenkassen (MDK) oder eine Pflegekraft eine Empfehlung ausgesprochen, in seltenen Fällen auch durch einen Arzt (vgl. Kamps, 2010, S. 77). Nach § 6 (3) Hilfsm-RL (2009) muss die Versorgung störungsbildabhängig erfolgen. Meist stellt der MDK auch Erhebungsbögen zur Verfügung, mit denen Kriterien erfasst werden, die die Entscheidung erleichtern. Letztlich sollen Erhebungsbögen auch eine zweckmäßige, ausreichende und wirtschaftliche Versorgung gewährleisten (vgl. MDS, 2011). Sobald die Anspruchsvoraussetzungen erfüllt sind, sind die Krankenkassen verpflichtet, dem Antrag auf Pflegehilfsmittel zuzustimmen (vgl. Kamps, 2010, S. 103).

1.2.3 Versorgungsqualität

Allgemeine Definition des Qualitätsbegriffes - Qualität ist zunächst ein wertfreier Begriff, mit dem man jedoch etwas Positives verbindet. Der Duden (2010) beschreibt ihn mit "*Beschaffenheit, Verhältnis, Eigenschaft*". Meist hängt die Qualität von den Erwartungen an ein Produkt oder die Dienstleistung, insbesondere an die Versorgung ab. Qualität enthält gewissermaßen eine messbare und eine subjektive Dimension. Beschaffenheit und Eigenschaften sind relativ leicht quantifizierbar. Hingegen sind persönliche Wertungen und Erwartungen schwieriger zu erfassen. Dennoch ergeben erst beide Dimensionen in Kombination ein Gesamtbild. "*Qualität ist nichts Absolutes, sondern immer auf bestimmte Erwartungen und Erfordernisse bezogen.*" (Prakke & Flerchinger, 1999, S. 2). Das Deutsche Institut für Normung definiert:

> "Qualität ist die Gesamtheit von Eigenschaften und Merkmalen eines Produktes oder Dienstleistung, die sich auf ihre Eignung zur Erfüllung festgelegter oder vorausgesetzter Bedürfnisse beziehen" (DIN ISO 8402, 1995)

Dies zeigt, dass Qualität ein vielschichtiger Begriff ist, für den keine allgmeingültigen Kriterien abgeleitet werden können. Daraus ergibt sich folgende Definition:

> "Leistungsqualität ist die vom Kunden auf einem Gut-Schlecht-Kontinuum beurteilte Beschaffenheit einer Leistung. Das Qualitätsniveau basiert auf individuellen Erwartungen und objektiven wie subjektiven Wahrnehmungen. Es unterliegt, auch bei unveränderter Form der Leistungserstellung, Schwankungen im zeitlichen Verlauf." (Schmutte, 1999, S. 648)

Die Variablen *Person* und *Zeit* machen eine Reproduzierbarkeit der Ergebnisse und eine Vergleichbarkeit schwierig, da sie sich ständig ändern. Außerdem ist aus der Forschung zur Patientenzufriedenheit bekannt, dass Zufriedenheit mit Leistungen vom Erwartungsniveau abhängt - wer also wenig erwartet, ist auch mit weniger zufrieden. Zudem kommt, dass verschiedene Merkmale, wie z.B. individuelle Erwartungen, objektive und subjektive Wahrnehmungen des Patienten, aber auch der Leistungserbringer, abhängig *oder* unabhängig voneinander sein können (vgl. Eichhorn, 1997, S. 18 ff.). Der Patient ist durch sein Verhalten maßgeblich am Zustandekommen der Qualität mitbeteiligt und sozusagen "*Koproduzent im strengen Sinne, d.h. Kodiagnostiker und Kotherapeut*" (Badura & Feuerstein, 1996, S. 256). Im Gesundheitssektor hat sich die Operationalisierung nach Donabedian (1966) durchgesetzt. Schon damals hat er festgestellt:

> "Quality of care is the extent to wich actual care is in conformity with preset criteria for good care"[2] (Donabedian, 1966)

Er unterteilt drei Bereiche: *Struktur-, Prozess- und Ergebnisqualität*. Die Strukturqualität bildet hierbei die Basis und betrachtet z.B. Bildungsstand und -maßnahmen, Organisationsstruktur oder Finanzierung. Sie bildet die Vorraussetzung für gute Prozesse und daraus folgend auch gute Ergebnisse (vgl. Donabedian, 1988). Allerdings werden die Strukturkriterien nicht mehr als Haupteinflussgröße gesehen (vgl. SVR, 2001). Vorsichtig muss man auch bei der Fokussierung auf die Prozessqualität sein, da diese oft einseitig aus Sicht der Profession betrachtet wird und den Patienten kaum berücksichtigt (vgl. Görres, 1999, S. 183). Die Ergebnisqualität beschreibt schließlich die Zufriedenheit und den Gesundheitszustand des Patienten. Hier spielen aber auch wieder zu berücksichtigende Faktoren wie z.B. die Compliance, das soziale Umfeld etc. eine Rolle (vgl. Badura, 1995, S. 362). Kritik muss man insofern an Donabedian üben, als dass die menschliche, unberechenbare Variable zu kurz kommt (vgl. Görres, 1999, S. 190). Die bisherigen Definitionen des Qualitätsbegriffes stammen allesamt aus einem industriell-technischen Hintergrund und sind nicht ohne weiteres in den Bereich der Pflege und Medizin zu übernehmen. Eichhorn (1997) führt deswegen die *Interaktionsqualität* an, die ein wesentliches Defizit der traditionellen Qualitätsdimensionen ausgleicht.

> "Interaktionsqualität beschreibt die wahrgenommene Qualität des Kontaktes zwischen Kunde und Anbieter wärend einer Interaktion." (Geigenmüller & Leischnig, 2009, S. 409)

Die Qualität der Kommunikation zwischen Leistungsempfänger und -erbringer scheint die Qualität der Versorgung wesentlich zu beeinflussen. Außerdem hat eine gute Inter-

---

[2] [Pflegequalität ist der Umfang, in dem die eigentliche Pflege mit den vorgegebenen Kriterien für gute Pflege übereinstimmt.] Übers. d. A.

aktion einen positiven Effekt auf die Compliance des Versicherten (vgl. Anderson, Rainey & Eysenbach, 2003; Bruhn & Stauss, 2009, S. 495 ff.).

Versorgungsqualität nach dem SGB - Im SGB V wird die Versorgungsqualität folgendermaßen definiert:

> "Die Leistungserbringer sind zur Sicherung und Weiterentwicklung der Qualität der von ihnen erbrachten Leistungen verpflichtet. Die Leistungen müssen dem jeweiligen Stand der wissenschaftlichen Erkenntnisse entsprechen und in der fachlich gebotenen Qualität erbracht werden." (§ 135a Abs. 1 SGB V)

Immerhin wird im Gesetz die Wichtigkeit von Qualität in der Versorgung betont. Auch § 70 SGB V verpflichtet die Krankenkassen und die Leistungserbringer dazu. Der Begriff *Weiterentwicklung* stellt den Prozesscharakter der Qualität heraus. Wer Qualität *sichern* will, muss sich immer wieder den Gegebenheiten der Gesellschaft annähern und neue wissenschaftliche Erkenntnisse einfließen lassen. Durch den Gemeinsamen Bundesausschuss (GBA) wird per Ausschreibung eine *"fachlich unabhängige Institution"* beauftragt, *"die für Messung und Darstellung der Versorgungsqualität möglichst sektorenübergreifend, abgestimmte Indikatoren und Instrumente zu entwickeln"* (§ 137a Abs. 2 Nr. 1 SGB V). Dies wird zur Zeit zum Beispiel duch das *Institut für angewandte Qualitätsförderung und Forschung im Gesundheitswesen AQUA GmbH* seit dem 01.01.2010 durchgeführt (SQG, 2011). Man muss allerdings anmerken, das hier zunächst nur der stationäre Bereich beleuchtet wird.

Determinanten der Dienstleistungsqualität - Fast das gesamte Gesundheitswesen gehört zum Dienstleistungssektor. Im Bereich der Hilfsmittel hat man es zwar auch mit Produkten zu tun, die natürlich tangibel sind, aber der Versorgungsprozess insgesamt ist als Dienstleistung zu betrachten. Versorgungsqualität ist somit eng mit dem Begriff Dienstleistung oder Dienstleistungsqualität verbunden

> "Dienstleistungen sind selbständige, marktfähige Leistungen, die mit der Bereitstellung und/oder dem Einsatz von Leistungsfähigkeiten verbunden sind [...] (um) nutzenstiftende Wirkung zu erzielen." (Bruhn, 2011, S. 24)

Die *Deutsche Gesellschaft für Qualität* findet zwei Ansätze, wie Qualität beurteilt wird. Zum einen der produktbezogene[3] Qualitätsbegriff (product-based), der sich auf objektive Maßstäbe bezieht, und zum anderen der kundenbezogene Qualitätsbegriff (user-based), der die subjektive Berachtung des Kunden wiederspiegelt (vgl. Bruhn, 2011, S. 34). Folgende Tabelle (Tab.: 4, S. 14) veranschaulicht, wozu die Kombination beider

---

[3] hier auch im Sinne von Dienstleistung

Perspektiven führt. Auch hier wird wieder klar, dass Qualitätsanforderungen nicht einseitig betrachtet werden dürfen.

> "Dienstleistungsqualität ist die Fähigkeit eines Anbieters, die Beschaffenheit einer primär intangiblen und der Kundenbeteiligung bedürfenden Leistung gemäß den Kundenerwartungen auf einem bestimmten Anforderungsniveau zu erstellen."
> (Bruhn & Stauss, 2000, S. 29)

Tab.: 4 Bewertung einer Leistung aus subjektiver und objektiver Sicht (Krämer & Mauer, 1998)

Sichtweise	Qualität objektiv schlecht	Qualität objektiv gut
Qualität subjektiv schlecht	Desaster	Kommunikationsproblem
Qualität subjektiv gut	Zeitbombe	Idealzustand

Zentrale Einflussfaktoren auf die Dienstleistungsqualität sind demzufolge: 1. *Gelieferte Dienstleistung bzw. Wahrnehmung der Dienstleistung* und 2. *Erwartungen an die Dienstleistung*. Wenn die empfangene Dienstleistung positiv wahrgenommen wird, wirkt sich dies positiv auf die Leistungsqualität aus. Allerdings ist diese Wahrnehmung von Mensch zu Mensch unterschiedlich, was mit der zweiten Determinante zusammenhängt: den Erwartungen.

Schlussfolgerung - Dies legt nahe, das der Grad der Zufriedenheit ein sinnvolles Outcome ist, um die Qualität der Versorgung zu messen, auch wenn er nur einen Aspekt von Qualität darstellt. Das legen auch einige Studien nahe (siehe z.B. Baker, 1991; Gustafson, 1991; Kohn, LeBlanc & Mortola, 1994; Kohn, Mortola & LeBlanc, 1991; Megivern, Halm & Jones, 1992). Dennoch muss festgehalten werden, dass die Zufriedenheit stark von der Person und der Situation abhängt. Sie bleibt daher nur ein subjektiv zu bewertendes Konstrukt, welches in seiner Gesamtheit nicht zu erfassen ist (Carr-Hill 1992).

1.3 Probleme in der Hilfsmittelversorgung

Mehrfach wird in der Literatur auf die desolate Datenlage und Intransparenz in der Hilfsmittelversorgung verwiesen (vgl. Mischker, 2009, S. 22; SVR, 2005). Eine Ausnahme bilden mit Einschänkung die jährlich publizierten Heil- und Hilfsmittelberichte der GEK (vgl. Sauer *et al.*, 2010). Allerdings enthalten diese keine Daten zur Zufriedenheit mit Hilfsmitteln. Es gibt verschiedene Gründe, die zu einer Verzögerung der Leistungsbewilligung führen können: Komplexität der Versorgung, unspezifische Verordnungsweise oder Beantragung, unzureichende Angaben, mangelndes interdisziplinäres Zusammenwirken zwischen Ärzten, Leistungserbringern, Pflege- und Krankenkassen und allgemein auftretende Organisationsfehler (vgl. Kamps, 2010, S. 104). Auch die fehlende Hilfsmitteldefinition in Deutschland führt zu Problemen: Im Einzelfall muss juristisch festgestellt werden, ob es sich um ein Hilfsmittel handelt bzw. werden auf diesem Wege Ein- und Ausschlusskriterien festgelegt (vgl. Fergenbauer, Krieg & Rohland, 2009; Mischker, 2009, S. 13). Die CE-Kennzeichnung wird nur stichprobenartig kontrolliert (Attenberger, 2006, S. 9 in Mischker, 2009, S. 17). Der Bereich der Physiotherapie- und Ergotherapieforschung ist unterrepräsentiert, da hier ein großer Anteil des Wissen über Hilfsmittel gebündelt würde (Mischker, 2009, S. 23). Ebenso ist eine Unwissenheit von Ärzten zu verzeichnen (SVR, 2005, S. 551). Letztlich fehlt der Kontakt zum Endverbraucher, sodass das Feedback in die Entwicklung innovativer Produkte fehlt (vgl. Batavia & Hammer, 1990, S. 426 in Mischker, 2009, S. 24).

2 Methodik

Systematische Literaturrecherche

Der Fokus der Recherche lag bei dem vorliegenden Thema auf der Suche nach Meßinstrumenten, die die Versorgungsqualität bei Hilfsmitteln abbilden können. Die Zufriedenheit ist dafür ein wichtiger Indikator, wie sich aus dem theoretischen Rahmen ergeben hat (siehe Kap. 1.2.3). In einer Suchanfrage in MEDLINE wurden die Begriffe, die sich aus der Hypothese ergaben, in geeigneter Kombination in ihren englischen Übersetzungsvarianten oder -entsprechungen verwendet.

Hilfsmittel: *assistive technologies, assistive device, technical aids, self-help device* (Im englischen gibt es keine gesonderte Definition von *Pflege*hilfsmitteln. Daher wird hier ein allgemeiner Hilfsmittelbegriff zu Grunde gelegt.)

(**Ältere Menschen**: older people, old people, elderly, aged people, pensioner)

Häusliche Pflege: home care, outpatient care, outpatient long-time care, ambulatory care, domiciliary care

Erhebungsinstrument: survey instrument, questionnaire, assessment instrument, instrument

Versorgungsqualität/ Zufriedenheit: quality of care, satisfaction, quality of live

Folgender Suchterm mit den Boolschen Operatoren AND und OR und dem Alterslimit 65+ ergab 56 Treffer.

(assistive technologies OR assistive device OR technical aids OR self help device) AND (home care OR outpatient care OR outpatient long-time care OR ambulatory care OR domiciliary care) AND (survey instrument OR questionnaire OR assessment instrument OR instrument OR outcomes OR measures) AND (quality of care OR satisfaction OR quality of live)

Um kein Ergebnis zu übersehen, wurde die Suche um eine vereinfachte Anfrage mit Alterslimit 65+ ergänzt, welche weitere 37 Treffer ergab.

assistive device AND satisfaction AND (instrument OR outcome)

Nach Entfernung der Duplikate (11) blieben 82 Treffer übrig. Die Überschriften und Abstracts wurden daraufhin analysiert, welche Datenerhebungsinstrumente verwendet wurden. Hierbei hat der Autor die 24 relevanten Artikel herausgefiltert. Als relevant wurden Studien bezeichnet, die sich mit der Nutzerzufriedenheit im Zusammenhang mit Hilfsmitteln beschäftigten. In neun von 24 Studien wurde der Quebec User Evaluation of Satisfaction with Technology4 (QUEST) verwendet. Auf bestimmte Hilfsmittel spezialisierte Instrumente wurden ebenfalls identifiziert (siehe Tab.: 5, S. 16). Die einzigen beiden Instrumente die sich mit der Zufriedenheit im Zusammenhang mit Hilfsmitteln beschäftigen und sich nicht nur auf spezielle Hilfsmittel, wie z.B. Rollstühle, beschränken sind der kanadische QUEST und der niederländische KWAZO. Eine weitere Recherche mit den Suchbegriffen quest AND assistive ergab 22 Treffer. Eine Suche nach den Hauptautoren mit (demers OR dijcks) AND assistive brachte noch weitere 18 Treffer. Nach Entfernung der Duplikate (5) blieben 35 Treffer übrig. Davon konnten noch 13 relevante Studien ergänzt werden, die den QUEST verwenden. In Tab.: 8 im Anhang 39 sind alle relevanten Suchergebnisse aufgeführt. Für die Beschreibung des KWAZO konnten nur **zwei** relevante Artikel gefunden werden (Dijcks, De Witte, Gelderblom, Wessels & Soede, 2006a; Dijcks, Wessels, de Vlieger & Post, 2006b). Für QUEST waren es **acht** Artikel, die sich entweder direkt mit dem Instrument selbst befassen (Demers, Monette, Lapierre, Arnold & Wolfson, 2002b; Demers, Weiss-Lambrou & Ska, 1996, 2000c), oder indirekt (Chan & Chan, 2006; Demers, Wessels, Weiss-Lambrou, Ska & De Witte, 2001; Mao, Chen, Yao, Huang, Lin & Huang, 2010; Shoemaker, Lenker, Fuhrer, Jutai, Demers & DeRuyter, 2009; Wessels & De Witte, 2003).

Tab.: 5 Aufstellung der Erhebungsinstrumente (eigene Darstellung)

Instrument (Häufigkeit)	Beschreibung
QUEST (18)	Quebec User Evaluation of Satisfaction with Technology
KWAZO (1)	Kwaliteit van Zorg (Qualität der Versorgung)
WhOM (1),	Wheelchair Outcome Measure
BI (1),	Barthel Index
EuroQol EQ-5D (2),	Quality of Life (Lebensqualität mit fünf Dimensionen)
COPM (1),	Canadian Occupational Performance Measure
CHART (1),	Craig Handicap Assessment and Rating Technique-Revised
SERVQUAL (1),	Service Qualität (Fragebogen)
PIADS	Psychosocial Impact of Assistive Devices Scale

---

4 [Evaluation der Zufriedenheit mit technischen Hilfsmitteln aus Nutzersicht] Übers. d. A. [in Quebec/Canada entwickelt] Anm. d. A.

MMST (1),	Mini Mental Status Tes
SMAF (1),	Functional Autonomy Measurement System
LEC (1),	Life Event Checklist
SF-12 (1),	Short Form Health Survey (12 Items)
WHO QoL-BREF	World Health Organization Quality of Life (short version)
Life-H (1),	Assessment of Life Habits
Caregiver Burden (1)	Belastung der Pflegekräfte
PASIPD (1)	Physical Activity Scale for Individuals with Physical Disabilities
UAL (1)	Utrecht Activity List
SIPSOC (1)	Mobility Range and Social Behavior
nichtstandartisierte Instrumente wie strukturierte und halbstrukturierte Interviews, Fragebögen mit verschiedener Anzahl an Items (11)	nicht näher untersucht

Weiterführende Recherche

Ergänzend wurde mit den angegebenen Suchbegriffen noch in anderen Quellen gesucht. Dazu gehörten einschlägige Internetseiten, Google, GoogleBooks und GoogleScholar. Hierbei fanden sich ebenfalls noch zwei relevante Quellen zum QUEST-Instrument (Demers, Ska, Giroux & Weiss-Lambrou, 1999a; Weiss-Lambrou, Demers, Tremblay & Ska, 1997) und eine weitere relevante Studie, die den QUEST verwendet (Chiu & Man, 2008). Zudem fand sich in der Cochran Library eine Überblicksarbeit zum Thema *Smart Home Technologies for Health and Social Care Support* (Martin, Kelly, Kernohan, McCreight & Nugent, 2008) und eine RCT (Mann, Ottenbacher, Fraas, Tomita & Granger, 1999), die aber hier nicht weiter beleuchtet werden. Außerdem wurde eine Handsuche und Überschriftenanalyse bei einschlägigen deutschen und englischsprachigen Pflege- und Rehabilitationszeitschriften vorgenommen, was jedoch keine weiteren Treffer brachte.

Eine Kontaktaufnahme mit der Autorin des QUEST Loise Demers[5] und dem Herausgeber[6] des QUEST-Manuals erbrachte noch einen weiteren in Deutschland nicht aquirierbaren Artikel (Demers *et al.*, 1999a), den vollständigen QUEST2.0-Fragebogen (Demers, Ska & Weiss-Lambrou, 2000b) und das dazugehörige Handbuch in englischer Sprache (Demers, Ska & Weiss-Lambrou, 2000a). Eine Kontaktaufnahme mit den Autoren des KWAZO kam nicht zustande. In einer Broschüre zum Kongress "Trainung bei Demenz" wurde das SenTra-Projekt (Senior-Tracking-Projekt) vorgestellt (vgl. LANDESSTIFTUNG, 2008, S. 135). In diesem Zusammenhang wurde laut Fr. Dr. Elke Voss[7] eine deutsche Version des QUEST2.0 (Items # 1-8) verwendet die von Dr. Klaus Pfeiffer[8] schon zum 18.01.2008 übersetzt worden ist. Mit beiden gab es eine kurze Email-Korrespondenz, was einen weiteren Artikel brachte, der durch das Suchraster gefallen war (Heinbuechner, Hautzinger, Becker & Pfeiffer, 2010) und die Information, dass der QUEST-G ab 01.07.2011 offiziell authorisiert wird. Er wurde zweifach hin- und rückübersetzt und Unstimmigkeiten wurden anschließend in einem Konsensustreffen diskutiert (lt. Email vom 21.06.2011). Weitere relevante Artikel konnten ansonsten über den VPN-Client der Martin-Luther-Universität Halle-Wittenberg, die Universität Leipzig, über den Dokumente-Lieferservice *subito* oder Bibliotheken in Halle und Leipzig beschafft werden.

Zusammenfassung der Rechercheergebnisse

Es gibt inzwischen eine Vielzahl von Instrumenten, die im Zusammenhang mit Hilfsmitteln verwendet werden können. Dabei hat sich kein in Deustchland entwickeltes Instrument gefunden. Die Zufriedenheit mit Hilfsmitteln und der Versorgung mit denselben war ein Hauptkriterium für die Recherche, weil sich daraus Schlüsse zur Versorgungsqualität ziehen lassen. Es konnten einige Instrumente gefunden werden, die dem entsprachen. Allerdings wurden Instrumente, die sich auf spezielle Hilfsmittel, wie z.B. Rollstühle, beschränkten, sich mit dem Gesundheitszustand befassten oder die allgemeine Lebensqualität erfassten, ausgeschlossen. Der Autor wählte aufgrund seiner häufigen Nennung den QUEST. Zudem gibt es eine relativ große Anzahl an Studien, die sich mit der Validität und der Reliablilität des QUEST beschäftigen, was eine gute Ausgangslage für die Beschreibung und Beurteilung darstellt. Das KWAZO ist ebenfalls ein allgemeines und neues Instrument, welches hier näher erläutert wird, da es das Kriterium erfüllt, die Versorgungsqualität aus Nutzersicht zu beurteilen, und sich nicht auf bestimmte Hilfsmittel beschränkt. Es wurde mit Hilfe des QUEST validiert.

---

[5] Université de Montréal, louise.demers@umontreal.ca

[6] John Scherer, Institute for Matching Person & Technology, IMPT97@aol.com

[7] Universität Heidelberg, elke.voss@psychologie.uni-heidelberg.de

[8] Robert-Bosch-Krankenhaus Stuttgart, klaus.pfeiffer@rbk.de

Es stellte sich heraus, das das Alterslimit von 65+ nicht immer eingehalten wurde. Dies kann einerseits mit der Verschlagwortung in MEDLINE zusammenhängen oder manchmal lag nur das Durchschnittsalter über 65 Jahren. Dieser Umstand wurde jedoch im weiteren Verlauf vernachlässigt, da der Fokus auf der Beschreibung beider Instrumente, die einen allgemeinen Charakter hatten, lag, und da die Unterscheidung, Hilfsmittel und Pflegehilfsmittel, die es so nur in Deutschland gibt, zunächst keine Relevanz für die Zufriedenheit damit darstellt.

3 Ergebnisse

Im Mittelpunkt dieses Kapitels steht die Beschreibung und Beurteilung des kanadischen QUEST und des niederländischen KWAZO. Ergänzend wird die MDK-Begutachtung im Bezug auf die Versorgung mit Hilfsmitteln dargestellt, da diese für Deutschland zentral ist. Inwiefern die Erhebungsinstrumente auf Pflegehilfsmittel und die Versorgung damit in Deutschland übertragbar sind, wird in Kapitel 4 diskutiert.

3.1 "Quebec User Evaluation of Satisfaction with assistive Technology" (QUEST)

Der Ausgangspunkt zur Entwicklung des Instrumentes war die gemeinsame Übereinstimmung der Autoren, dass Instrumente zur Messung der allgemeinen Zufriedenheit mit Hilfsmitteln keine Auskunft über die relevanten Einflussgrößen auf die Zufriedenheit bzw. Unzufriedenheit mit Hilfsmitteln geben. Diese Sichtweise konnte durch verschiedene Studien belegt werden (z.B. Demers, Weiss-Lambrou & Ska, 1994; vgl. Demers et al., 1996). Das folgenden Kapitel gibt einen Einblick in die Entwicklung des QUEST, um das methodische Vorgehen der Autoren nachzuvollziehen.

3.1.1 Entwicklung des QUEST 1996

Kritierien für die Entwicklung des Instrumentes - Die Autoren haben sich nach eingehender Literaturanalyse und aufgrund ihrer Erfahrungen fünf Kriterien gesetzt, die den Rahmen des QUEST bilden sollten (vgl. Demers et al., 1996, S. 5 - 6).

Kriterium: **Definitionseinigkeit**. "Zufriedenheit ist ein multidimensionales Phänomen, dass ein breites Spektrum an Variablen, die sehr wahrscheinlich den Grad der Zufriedenheit mit Hilfsmitteln beeinflussen, verkörpert." (Übers. d. A.: Demers et al., 1996, S. 5). Diese Meinung wird in Studien in verschiedenen Gesundheitsbereichen geteilt.

Kriterium: **Konzeptgebundenheit.** Die Variablen sollen ein Konzept messen. Hierfür wurde "*The Matching Person and Technologiy (MPT) model of Scherer (1996)*" und das *Dreidimensionale Paradigma* von Weiss-Lambrou (1993) herangezogen. Die Dimensionen sind die **Umwelt**, der **Benutzer** und das **Hilfsmittel** selbst. Auf diese Weise konnte das gesamte Spektrum an Variablen integriert werden.

Kriterium: **Subjektivität**. Die Wichtigkeit der einzelnen Variablen soll durch den Benutzer eingeschätzt werden, da Zufriedenheit ein subjektives Konzept ist.

Kriterium: **Offenheit**. Dem Benutzer muss freie Meinungsäußerung erlaubt sein. Die Erhebung qualitativer Äußerungen muss möglich sein.

Kriterium: **Handhabbarkeit**. Das Instrument muss simpel und einfach zu benutzen sein. Außerdem muss es für verschiedenste Hilfsmittel geeignet sein, für eine Reihe von Behinderungen und Krankheiten und in verschiedenen Kontexten verwendbar sein.

Die Autoren stellen das zu entwickelnde Instrument damit auf eine breite Basis. Anhand dieser Kriterien ist auch eine spätere Evaluation möglich.

Methodologie der Entwicklung - Die Entwicklung des QUEST verlief in mehreren Schritten, die in Abb.: 1 (S. 21) dargestellt sind. (vgl. Demers *et al.*, 1996, S. 7).

Schritt 1	Entwicklung vorläufiger Versionen	unabhängig entwickelte Versionen 1-3 (parallel in englisch und französich)	Identifizierung der Zufriedenheitsvariablen und einer geeignete Skala. Zwei Gemeinsamkeiten ergaben sich: der Grad der *Wichtigkeit* und der Grad der *Zufriedenheit* pro Variable.
Schritt 2	Erste Inhaltsvalidierung		Überprüfung der Anzahl der Variablen durch 11 Hilfsmittelexperten und -nutzer.
	Überarbeitung	vorläufige Version 4	
Schritt 3	Pretest		Überprüfung auf klare, einfach verständliche Sprache und Fehlerquellen.
	Überarbeitung	vorläufige Version 5	
Schritt 4	Zweite Inhaltsvalidierung		Diskussion der Definitionen der Zufriedenheitsvariablen, des Aufbaus, der Interpretationsmethoden der Ergebnisse und der Anzahl der Items.
	Überarbeitung	Endfassung Version 6	
Schritt 5	Validierung der Variablenkategorien		Einordnung der 27 Items in das zugrundeliegende MPT-Konzept: Hilfsmittel (15), Umweltfaktorn (8), Nutzer (4)

Abb.: 1 Entwicklungsschritte des QUEST (nach Demers *et al.*, 1996, S. 6)

Aufbau des QUEST - Das Instrument wurde in drei Teile gegliedert: einen allgemeinen Fragebogen, das Assessment der Zufriedenheit und eine Zusammenfassung der Ergebnisse. Der allgemeine Fragebogen enthält 18 geschlossene Fragen, die sich mit den drei Kategorien des MPT beschäftigen und allgemeine demographische Daten erheben. Hier wird darauf nicht näher eingegangen, da dieser Fragebogen in der Weiterentwicklung des QUEST entfällt. Der eigentliche QUEST Fragebogen enthält die 27 Items und Materialien, die in Interviewform eingesetzt werden (siehe Abb.: 2).

Assessment der Zufriedenheit	
Teil 1	Teil 2
MATERIAL: **a)** 27 Karten mit Aufdruck je eines Items, **b)** eine Karte mit Aufdruck einer Vierpunkt-Ordinalskala der Wichtigkeit (0=nicht wichtig, 1=wenig wichtig, 2=ziemlich wichtig, 3=sehr wichtig), **c)** eine Kartenbox für nicht anwendbare Items, **d)** QUEST-Formular.	MATERIAL: **a)** eine Karte mit Aufdruck einer Sechspunkt-Ordinalskala der Zufriedenheit (0=Unzufriedenheit bis 5=äußerste Zufriedenheit). **b)** QUEST-Formular.
VORGEHENSWEISE: **a)** Der Bewerter legt dem Befragten die Itemkarten vor und platziert sie auf der Karte der Wichtigkeit. **b)** Diese Wahl wird auf dem QUEST-Formular festgehalten. **c)** Nun kann der Befragte noch weitere nicht enthaltene Items, die er für wichtig hält, hinzufügen.	VORGEHENSWEISE: **a)** Nun wird der Befragte aufgefordert, die Items, die *ziemlich* und *sehr wichtig* waren, der Sechspunktskala, dem Grad der Zufriedenheit zuzuordnen. **b)** Diese Wahl wird auf dem QUEST-Formular festgehalten. **c)** Zum Schluss soll der Befragte noch eine allgemeine Einschätzung der Zufriedenheit abgeben.

Abb.: 2 Das Assessment des QUEST-Instrumentes (vgl. Demers *et al.*, 1996, S. 8)

Der Befragte hat die Möglichkeit mit dem Interviewer in Interaktion zu treten. Die Kartenmethode lockert das ganze auf und fordert den Befragten auf zu interagieren und teilzuhaben. Der dritte Teil des Assessments ist die Zusammenfassung. Der Bewerter ordnet die Ergebnisse den drei Kategorien des MPT zu. Dieser Bogen erleichtert es, die Daten zu interpretieren und weiterzunutzen. Außerdem ist Platz für Kommentare und Anmerkungen des Bewerters vorgesehen (vgl. Demers *et al.*, 1996, S. 8).

Zusammenfassung - Die Bearbeitungszeit eines einzelnen Assessments wird mit 30 Minuten angegeben. Das Gesamtergebnis wird den fünf oben aufgestellten Kriterien gerecht. Das Instrument folgt einem Konzept, beurteilt die Zufriedenheit aus Nutzersicht und ist handhabbar. Dennoch zeigten Folgestudien im Zusammenhang mit dem QUEST, dass das Instrument noch verbessert werden kann. Darin geht es um die Validität (Chan & Chan, 2006; Demers *et al.*, 2002b; Demers, Wessels, Weiss-Lambrou, Ska & De Witte, 1999b), Stabilität (Demers *et al.*, 1999a), Reproduzierbarkeit (Demers *et al.*, 1999a) und Anwendbarkeit (Chan & Chan, 2006; Demers *et al.*, 2002b). 1997 wurde das Instrument europäischen Kollegen in ADVANCEMENT OF ASSISTIVE TECHNOLOGY vorgestellt (Weiss-Lambrou *et al.*, 1997). Während dessen wurde am "Institute for Rehabilitation Research" (IRV) in Hoensbroek eine niederländische Version des QUEST, das sog. D-QUEST, nach wissenschaftlichen Kriterien (siehe Guillemin, Bombardier & Beaton, 1993) erstellt, was zu einer weiteren Zusammenarbeit führte (siehe Wessels, de Witte, Weiss-Lambrou, Demers & Wijlhuizen, 1998).

3.1.2 Studien zur Reliabilität, Validität und Machbarkeit (1998-2002)

Studie in den Niederlanden 1998

Durchführung - Ein Jahr später wurde diese Version in einer routinemäßigen Kontrolluntersuchung getestet. 66 Kunden des IRV Versorgungszentrums und 306 Kunden aus einer anderen Region der Niederlande, die einen Rollstuhl, einen elektrischen Roller, einen Duschsitz, ein angepasstes Bett oder einen Treppenlift hatten, wurden in die Studie eingeschlossen und drei Monate nach Erhalt des Hilfsmittels zu Hause interviewt (vgl. Wessels *et al.*, 1998). In den Niederlanden ist es wie auch in Canada üblich, dass Ergotherapeuten die Hilfsmittel-Beratung durchführen (vgl. Hubert, 2003). Um einem Perfomance Bias zu vermeiden, haben die Berater nur Patienten von Kollegen, nicht die eigenen befragt. Es wurde die allgemeine Zufriedenheit mit dem Hilfsmittel erhoben und die Zufriedenheit mit 24 Items (siehe Anhang Tab.: 9, S. 43) des D-QUEST. Es ist nicht nachvollziehbar, wie die Reduktion der ursprünglich 27 auf 24 Items erfolgte, da dem Autor nicht alle vorläufigen Versionen vorlagen.

Ergebnisse - Der Autor dieser Arbeit geht hier nur auf Ergebnisse ein, die für die Bewertung der Validität, Reliabilität und Machbarkeit des QUEST-Instruments evident sind. Alle 372 Fragebögen konnten verwendet werden. Eine Reihe von Items (max. vier) waren nicht anwendbar, was auf die Art des Hilfsmittels zurückzuführen war. Die interne Konsistenz wurde mit $\alpha=0.85$ für die *Zufriedenheit* und $\alpha=0{,}79$ für die *Wichtigkeit* der Items angegeben, was nach Nunnally & Bernstein (1994, S. 245) als positiv zu bewerten ist. Auffallend ist, dass die Korrelation nach Pearson zwischen *Wichtigkeit* und *Zufriedenheit* mit $r=0{,}15$ bis $r=0.41$ nicht sehr hoch ist (vgl. Schnell, Hill & Esser, 2008, S. 446; Wessels *et al.*, 1998). Die Entwicklung des Niederländischen D-QUEST führte auch zu einigen Modifikationen an der kanadischen Originalversion (vgl. Demers *et al.*, 1999b, S. 162).

Internationale Studie zur Inhaltsvalidität 1999

1999 wurde eine internationale Untersuchung der Inhaltsvalidität des QUEST im Hinblick auf seine interkulturelle Anwendbarkeit vorgestellt. Beteiligt waren zwölf Experten aus den Niederlanden, Canada und den USA (Demers *et al.*, 1999b, S. 165).

Methodik - Es wurden vier von fünf Kriterien untersucht: (1) Die allgemeine Akzeptanz der Items; (2) Die Kategorie muss eindeutig definiert sein; (3) Der Inhalt muss relevant sein; (4) Die Kategorie muss ausreichend getestet sein und (5) Die Antworten müssen zuverlässig überwacht und evaluiert werden (nach Guion, 1977 in Demmers, Wessels et al., 1999, S. 164). Die Experten wurden auf freiwilliger Basis rekrutiert. Dreizehn von ihnen haben ein QUEST-Karten-Set für sechs bis acht Monate erhalten. Einen Fragebogen zu Inhalt, Format und Anwendbarkeit des QUEST ergänzte die erhobenen Daten. Insgesamt waren elf Institutionen in acht Städten in Kanada, den USA und den Niederlanden beteiligt (vgl. Demers *et al.*, 1999b, S. 164 u. 166). Der Fragebogen enthielt 40 Fragen die sich mit der *"(1) Inhaltsreichweite und der Inhaltsrelevanz, (2) dem Vorgehen, (3) der Anleitung, (4) dem Material und (5) der kommerziellen Veröffentlichung des QUEST"* befassten (Übers. d. A.: Demers *et al.*, 1999b, S. 164). Im vorliegenden Artikel werden nur die zwei ersten der Fragen zur Inhaltsvalidität näher beleuchtet. Die Experten sollten auf eine Drei-Punkt-Skala (*"von zentraler/primärer Bedeutung"*, *"von untergeordneter/sekundärer Bedeutung"* und *"keins von beiden"*) jedes der 24 Items bewerten und ggf. einen Kommentar abzugeben. Wurde keins von beidem gewählt, dann wurde die Variable nicht in die Auswertung einbezogen. Nach diesem Schritt sollten die Experten drei Fragen beantworten: *"(1) Gibt es Variablen, die Sie dem QUEST gern hinzufügen würden? (2) Gibt es einige Variablen, die Ihrer Ansicht nach unklar und/oder schwer zu erklären sind? (3) Finden sie die Definitionen zu den Variablen hilfreich?"* (Übers. d. A.: Demers *et al.*, 1999b, S. 165). Außerdem dienten zehn Fragen dazu, Verständlichkeit, Anwendbarkeit, Management und Interaktivität des QUEST zu erheben.

Ergebnisse - Insgesamt wurden 578 Hilfsmittel getestet. Ein Experte musste ausgeschlossen werden, da er sich nicht an den Leitfaden des QUEST gehalten hatte. Allerdings wurde sein Ergebnis mit in die Auswertung einbezogen (vgl. Demers *et al.*, 1999b, S. 167). Eine Erklärung hierfür führen die Autoren nicht an. Die Relevanz der Items konnte in drei Stufen kategorisiert werden. Über 85% Zustimmung fanden sechs Items in der ersten Kategorie (*"von zentraler Bedeutung"*). 60-75% Zustimmung fanden weitere fünf Items. Die elf restlichen Items ergaben nur wenig Übereinstimmung und wurden als schwach eingestuft. Insgesamt wurden 55 Kommentare abgegeben, die ihrerseits ebenfalls kategorisiert (Relevanz, Formulierung) und ausgewertet wurden. Dies bestätigte die prozentuale Zuordnung der Zustimmung zur Relevanz der Items (vgl. Demers *et al.*, 1999b, S. 186).

Auf die Frage, ob dem QUEST noch Variablen hinzugefügt werden sollten, antworteten 75% der Experten mit *Nein* (1). Die Frage ob einige der Variablen unklar seien wurde von allen mit *Ja* beantwortet (2). Zum Beispiel fanden 50% "Motivation" (#20) und "soziales Netzwerk" (#22) unklar, 42% fanden "Vielseitigkeit" (#9), "Gerätekompatibilität" (#16) und "Aufwand" (#24) unklar. Insgesamt wurden neun Items als unklar deklariert. Fünfzehn fanden allgemeine Akzeptanz. Bei der letzten Frage (3) nach der Nützlichkeit der Definitionen wurden drei Antwortmöglichkeiten angeboten (*"sehr nützlich"*, *"eini-

germaßen nützlich" und *"überhaupt nicht nützlich"*) (Übers. d. A.: Demers *et al.*, 1999b, S. 168). 75% stuften die Definitionen als sehr nützlich ein. Ein Experte kommentierte, dass die Definitionen noch weiterentwickelt und an verschiedene Typen von Hilfsmitteln angepasst werden sollten. Zwei fanden sie einigermaßen nützlich und einer fand die Definitionen nicht nützlich.

Im letzten Teil der Expertenbefragung wurden zehn Fragen über das Interviewverfahren gestellt. Es wurde wieder dieselbe Drei-Punkt-Skala über den Grad der Nützlichkeit verwendet. Ein Experte musste ausgeschlossen werden, da dieser Teil bei ihm nicht vollständig ausgefüllt war. 82% der Experten fanden das Assessment-Verfahren einigermaßen bis überhaupt nicht nützlich. Gründe hierfür waren, dass die Klienten es als *"unnötig, sich wiederholend oder kindisch"* (Demers *et al.*, 1999b, S. 169) empfanden. 36% fanden die Aufgaben schwierig für Menschen mit schweren Behinderungen. Aber 73% fanden, dass das Verfahren Interesse beim Kunden geweckt hat und ihn in den Vordergrund stellte. 64% fanden es unnütz, dass die Kunden die Zufriedenheit per Schieberegler auf einer Karte angeben sollten, die meisten wollten lieber mündlich antworten. Ein weiteres Ergebnis war, dass die Kunden Schwierigkeiten hatten, zwischen *Wichtigkeit* und *Zufriedenheit* zu unterscheiden (vgl. Demers *et al.*, 1999b, S. 169), was die niedrige Korrelation zwischen beiden Kategorien bestätigt (vgl. Wessels *et al.*, 1998). Es wurden andere QUEST-Formen von einigen Experten vorgeschlagen: Selbstauszufüllende Fragebögen (42%), Telefonumfragen (33%) oder Computerversionen (8%). Insgesamt war das Bedürfnis nach einer Kurzversion des QUEST sehr hoch (vgl. Demers *et al.*, 1999b, S. 172). Es wurde angeregt in Folgestudien eine Faktorenanalyse durchzuführen, um die Beziehung zwischen den einzelnen Items näher zu untersuchen und das dahinterstehende Konzept zu validieren.

Kanadische Studie zur Reliabilität des QUEST 1999

Ziel dieser Studie war die Test-Retest-Stabilität und die Interrater-Reliabilität zu ermitteln. Dafür waren zwei Untersuchungszeitpunkte nötig. Hierfür wurden alle 24 Items zur *Wichtigkeit* und 20 Items zur *Zufriedenheit* jeweils auf einer Fünf-Punkt-Skala untersucht. In dieser Version wurden vier Items (Motivation #20, Soziales Netzwerk #22, Reaktion der anderen #23 und Aufwand #24) wegen ihrer Umständlichkeit weggelassen (Demers *et al.*, 1999a).

Methodik - Es wurden zunächst verschiedene Ein- und Ausschlusskriterien festgelegt. Insgesamt konnten 158 Probanden über drei Rehabilitationseinrichtungen in Montreal gewonnen werden. Diese waren hinsichtlich ihrer demographischen Merkmale relativ homogen und wurden für die Test-Retest-Studie und die Interrater-Studie in zwei Gruppen. Es wurden vier Bewerter (*rater*) ausgewählt, die die Gruppe unter sich teilten. Drei davon waren speziell gemeinsam geschult um eine hohe Konsistenz zwischen den Bewertern zu gewährleisten. Zwischen den zwei Untersuchungszeitpunkten lagen sieben bis elf Tage. (vgl. Demers *et al.*, 1999a, S. 46). Für die Auswertung der Ergebnisse wurden Mittelwerte mit Standardabweichung (SD) berechnet. Um die Test-Retest-Stabilität zu bewerten, wurde der Cohen-Kappa-Koeffizient (κ) ermittelt. Nach Landis & Koch (1977) gelten Werte ab 0,41 - 0,60 als *moderate*, 0,61 - 0,80 als *wesentliche* und 0,81 - 1,00 als *fast perfekte* Übereinstimmung. Für die Interrater-Reliabilität wurde der gewichtete Kappa-Koeffizient (wκ) ermittelt. Um den wκ zu ermitteln ist bei einer Fünf-Punkt-Skala eine Stichprobe von mindestens n=50 nötig, um gültige Werte zu erhalten (vgl. Cicchetti, 1976). Der wκ ist gewöhnlich größer, als der κ-Wert (vgl. Grouven, Bender, Ziegler & Lange, 2007).

Ergebnisse - zunächst wurde für alle Items der Mittelwert (χ) und die Standardabweichung (s) aufgelistet. Bis auf einige Items haben alle die Mindeststichprobenzahl von n=50 erreicht bzw. übertroffen. Der Mittelwert der *Wichtigkeit* der Items lag bei 4,34/5 mit einer s<1,0 in 66,7% der Fälle. Da es nicht möglich war 15/24 Items den wκ zu berechnen, da sie nicht an beiden Untersuchungszeitpunkten gleichverteilt waren oder im oberen Bereich der Skala geclustert waren. Daher wurden die Kategorien auf der Wichtigkeits-Skala dichotomisiert in die Punktewerte [1,2, 3] und [4, 5] und nur κ berechnet (vgl. Demers *et al.*, 1999a, S. 47). Die Auswertung ergab, dass die Werte der *Wichtigkeit* der Items geringer waren als erwartet. Dreizehn Items wiesen ein κ < 0,41 im Test-Retest auf bei geringer Signifikanz (p < 0,01). Die Interrater-Werte lagen im Schnitt etwas höher, was aber der unangemessenen Häufigkeitsverteilung in beiden Studien zugeschrieben wurde. Somit konnte gesagt werden, dass die Skala der *Wichtigkeit* der Items **nicht reliabel** ist. In der Folgeversion wurde dieses Element entfernt (vgl. Demers *et al.*, 1999a, S. 52).

Die Mittelwerte der *Zufriedenheit* sind relativ ähnlich zu beiden Untersuchungszeitpunkten. Durch die Möglichkeit, manche Variablen zu verwerfen, fluktuiert die Stichprobengröße pro Item recht stark (Test-Retest: n=30 bis n=85 bzw. Interrater: n=15 bis n=53). Daher wurde angemerkt, in manchen Fällen die Mindeststichprobengröße von n=50 unterschritten zu haben. Im Test-Retest wurden *moderate* und *wesentliche* wκ-Werte (wκ Range 0,42-0,74) berechnet. Ähnlich verhielt es sich auch bei der Interrater-Studie. Hier fielen nur fünf Items knapp unter wκ=0,41 bei signifikanten p-Werten (p<0.05). Die anderen Items lagen darüber (wκ Range 0,40-0,72). Die *Zufriedenheitsskala* der Items wurde somit als **reliabel** bezeichnet. Allerdings machen die Autoren auch die Einschränkung, dass diese Ergebnisse nur mit Vorsicht auf andere Stichprobengrößen und -zusammensetzungen übertragbar sind (vgl. Demers *et al.*, 1999a, S. 50 ff.).

Item-Analyse 2000

Methodik - In der vorliegenden Studie wurden fünf relevante Eigenschaften identifiziert, die ein Messinstrument haben sollte: Generelle Akzeptanz, Inhaltsvalidität, Interne Konsistenz, Test-Retest-Stabilität und Sensitivität. Datengrundlage bilden die beiden vorangegangenen Studien. Entscheidungskriterien für jede Eigenschaft wurden festgelegt, mit deren Hilfe die schwachen Items aus der Skala entfernt wurden. Desweiteren wurde eine Faktorenanalyse mit und ohne die fragwürdigen Items durchgeführt, um die Inhaltsauswahl zu verfeinern und die konzeptuelle Struktur zu überprüfen.

Ergebnisse - Elf Items wiesen mehr wünschenswerte Eigenschaften auf als andere, drei Items hatten sowohl schwache als auch gute Zieleigenschaften. Zehn lagen eher darunter. Für die Faktorenanalyse ist es praktisch, dass mehr als zehn mal soviele Probanden befragt wurden, als es Items gab (vgl. Demers *et al.*, 2000c). Die angemessene Sampelgröße und -qualität wird auch durch einen signifikanten Bartlett-Test (p=0,000) (vgl. Bühner, 2011, S. 347; Gerss, 1999, S. 72) und einen Kaiser-Mayer-Olkin-Wert (KMO) von 0,81 bestätigt (vgl. Gruening, 2002, S. 299ff). Die elf bzw. 14 besten Items wurden analysiert. Die totale Varianz variierte dabei zwischen 37,2% und 42% und die interne Konsistenz variierte zwischen $\alpha=0{,}75$ und $\alpha=0{,}83$. Als man noch weitere Items hinzufügte, gab es widersprüchliche Ergebnisse: der α-Wert stieg an, wärend die totale Varianz absank. Nach Überprüfung aller denkbaren Kombinationen einigte man sich schließlich auf zwölf Items die in Tabelle 9 (letzte Spalte, Anhang S. 43) vorgestellt werden. Sie bilden die Grundlage des QUEST2.0 der entgültigen Fassung. Die Faktorenanalyse wies eine zweigeteilte Clusterung auf, die auf zwei zugrundeliegende Dimensionen des Zufriedenheitskonzeptes schließen ließ: *Hilfsmittel (#1-8)* und *Versorgung bzw. Service (#9-12)*. Eine Hauptkomponentenanalyse brachte eine Varianzaufklärung von insgesamt 39,3% für beide Faktoren zusammen (vgl. Gruening, 2002, S. 299ff). Die interne Konsistenz für beide Subskalen erreichte mit $\alpha=0{,}82$ einen sehr guten Wert (vgl. Demers *et al.*, 2000c).

3.1.3 Beurteilung des QUEST-Instrumentes anhand weiterer Studien

Die oben skizzierte Studie zeigte, dass sich die Dimension des *Benutzers* aus dem zugrundeliegenden MPT-Modell in der Faktorenanalyse nicht durchgesetzt hat. Das entwickelte 12-Item-Set bringt nur Informationen bezüglich des *Hilfsmittels* und Fragen zur *Versorgung* bzw. *Service*. In der Literatur konnte dieses bidimensionale Konzept wiedergefunden werden (z.B. Kohn *et al.*, 1991). Dennoch wurde betont, dass die Benutzerdimension wichtig ist und mit alternativen Messinstrumenten erforscht werden kann. Die Psycosocial Impact of Assistive Technology Scale (PIADS) untersucht z.B. die Dimensionen *Kompetenz, Anpassungsfähigkeit* und *Selbstwahrnehmung* in Verbindung mit Hilfsmitteln (vgl. Demers, Monette, Descent, Jutai & Wolfson, 2002a). In der folgenden Tabelle (Tab.: 6) sind fünf weitere Studien, die die Reliabilität und Validität des QUEST untermauern, dargestellt.

Tab.: 6 Ergebnisse weiterer Studien im Überblick

Autor/ Jahr	Land	Art der Untersuchung	zentrale Ergebnisse
Key dimensions of client satisfaction with assistive technology: a cross-validation of a Canadian measure in The Netherlands			
(Demers et al., 2001)	Niederlanden	Faktorenanalyse	2 Dimensionen *Hilfsmittel* und *Service* bestätigt
Reliability, validity and applicability of the Quebec User Evaluation of Satisfaction with assistive Technology (QUEST 2.0) for adults with multiple sclerosis			
(Demers et al., 2002b)	Kanada	Interrater-Reliabilität Homogenität zw. t1 und t2 Konstruktvalidität (mit PIADS)	$ICC>0{,}70$ [a] $\chi=0{,}1$, $s=0{,}30$, $n=45$ $r=0{,}27$ bis $r=0{,}45$
The validity and applicability of the Chinese version of the Quebec User Evaluation of Satisfaction With Assistive Technology [C-QUEST] for people with spinal cord injury			
(Chan & Chan, 2006)	China	Konstruktvalidität (mit WHOQOL-BREF) Hauptkomponentenanalyse	$r=0{,}41$ bis $r=0{,}57$ $VA=61\%$ [b]
Cross-cultural adaptation and validation of the Quebec User Evaluation of Satisfaction with Assistive Technology (QUEST 2.0): the development of the Taiwanese version [T-QUEST]			
(Mao et al., 2010)	Taiwan	interne Konsistenz Interrater-Reliabilität Hauptkomponentenanalyse Faktorenanalyse	$\alpha=0{,}90$ $ICC=0{,}95$ $VA=53{,}4\%$ 2 Dimensionen bestätigt
Satisfaction and use of personal emergency response systems [QUEST-G]			
(Heinbuechner et al., 2010)	Deutschland	Itemschwierigkeit Trennschärfe der Items	$p=0{,}80$ bis $p=0{,}96$ [c] $r_{it}=-0{,}08$ bis $r_{it}=0{,}49$ [d]

		interne Konsistenz	$\alpha=0{,}64$ [e)]

a) gute ICC-Werte liegen oberhalb von 0,7 (vgl. Andresen, 2000; Bortz, Lienert & Boehnke, 2008, S. 488);

b) gute Varianzaufklärung (vgl. auch Chan & Chan, 2007);

c) akzeptable Itemschwierigkeit (vgl. Bortz & Doering, 2002, S. 218);

d) spiegelt den Gesamttest niedrig bis mittelmäßig wieder (vgl. Landis & Koch, 1977).

e)

Zusammenfassend kann gesagt werden, dass das QUEST-Instrument konsequent entwickelt wurde. Es wurden alle Elemente, die sich als nicht reliabel erwiesen, wie die Beurteilung der *Wichtigkeit* oder die Reduktion von 24 auf zwölf Items, entfernt. Die Wichtigkeit wird weiterhin erfasst, allerdings nicht in Skalenform pro Item: Der Nutzer kann am Ende des Fragebogens die drei für ihn wichtigsten Items per Markierung benennen. Außerdem kann der Nutzer zu jedem Item einen Komentar abgeben (vgl. Demers *et al.*, 2000a, 2000b). Aus den Studien ging jedoch nicht hervor wie es dazu kam. Dennoch stellt die Endfassung ein reliables, valides und gut handhabbares Instrumentarium für das Assessment der Zufriedenheit mit Hilfsmitteln dar. "*Die Originalität des QUEST liegt in seiner Interaktivität und seinem nutzerbestimmten Ansatz, die Zufriedenheit mit Hilfsmitteln zu bewerten.*" (Übers. d. A.: Demers *et al.*, 1996, S. 9). Im Prinzip entscheidet der Befragte, welche Items er bewerten möchte bzw. für wichtig erachtet. Die Bearbeitungszeit des QUEST2.0 hat sich von 30 Minuten auf 10-15 Minuten verringert und kann sowohl im Interview als auch selbst bearbeitet werden. Dass die Ergebnisse der deutschen Studie schlechter ausfallen, könnte zum einen an der geringen Stichprobe (n=52) liegen, zum anderen aber auch am Untersuchungsobjekt (Hausnotrufsystem). Dies legt nahe, dass bestimmte Hilfsmittelarten ungeeignet für die Zufriedenheitserhebung des QUEST2.0 sind.

3.2 Studie zum niederländischen KWAZO

Im Jahr 2006 wurde in den Niederlanden ein Instrument entwickelt, welches die Versorgungsqualität bei Hilfsmitteln bewertet (Dijcks *et al.*, 2006b). Die vorliegende Studie untersuchte das Instrument auf Machbarkeit, interne Konsistenz und Konvergensvalidität mit dem QUEST2.0. Die Items des KWAZO beziehen sich auf die *Horizontal European Activities of Rehabilitation Technology Studie* (vgl. HEART, 1995). Der eigentlich niederländisch formulierte KWAZO wurde ins Englische übersetzt (nach Guillemin *et al.*, 1993). Ursprünglich bestand der Fragebogen aus 21 Items. Aufgrund einer Faktorenanalyse wurde der KWAZO auf sieben Fragen gekürzt (siehe Tab.: 7, S. 30). Jede Variable hat drei Ausprägungen: (1) *unzureichend*, (2) *ausreichend* und (3) *gut*. Die Gesamtpunktzahl kann also zwischen sieben und 21 variieren. Umso höher die Punktzahl, desto mehr Zufriedenheit mit der erbrachten Leistung (vgl. Dijcks *et al.*, 2006b). Der Fragebogen wurde so einfach wie möglich gehalten, dass er von den Benutzern selbst ausgefüllt werden kann.

Tab.: 7 Kriterien und Items des KWAZO (Übers. d. A.: nach Dijcks *et al.*, 2006b, S. 910)

Kriterium	Erläuterung	Items*
[Accessibility] **Erreichbarkeit**	Der Anbieter muss leicht erreichbar sein.	(#1) Können Sie ihren Hilfsmittelanbieter immer leicht erreichen? (Erreichbarkeit)
[Knowledge] **Wissen**	Um gute Entscheidungen zu treffen muss der Benutzer über Wissen, Fähigkeiten und Erfahrungen verfügen.	(#2) Wie klar waren die Informationen über das Hilfsmittel und mögliche Lösungen, die ihnen der Anbieter gab? (Information)
		(#4) Hat Ihr Anbieter genügend Wissen? (Wissen)
		(#7) Wurde Ihnen die Verwendung des Hilfsmittels gut erklärt? (Anleitung)
[Coordination] **Koordination**	Auf institutioneller Ebene muss der Anbieter gut organisiert sein und positiv mit anderen Professionen zusammenarbeiten.	(#3) Wie gut war die Zusammenarbeit und Kommunikation zwischen den verschiedenen Anbietern? (Koordination)
[Efficiency] **Effizienz**	Effizienz aus Nutzersicht basiert auf niedrigen Kosten, schnelle Lieferung, keine Bürokratie, maximaler Service.	(#5) Wurde Ihr Hilfsmittel schnell und effizient geliefert? (Effizienz)
[Flexibility] **Flexibilität**	Die Fähigkeit des Systems, maßgeschneiderte Lösungen in kurzer Zeit zu bieten.	

[Influence of the User] **Einfluss des Benutzers**	Einfluss des Benutzers auf Entscheidungen und die Möglichkeit Rechtsmittel einzulegen.	(#6) Wurden Ihre eigene Meinung und Wünsche bei der Wahl des Hilfsmittels berücksichtigt? (Teilhabe)

* Die Items wurden vom Autor den Kriterien zugeordnet. Die Nummerierung (# 1-7) wurde beibehalten.

3.2.1 Methodik

Stichprobe - Der KWAZO-Fragebogen wurde in einer großangelegten Studie zur Nicht-Nutzung und Zufriedenheit mit Hilfsmitteln eingesetzt (vgl. Dijcks *et al.*, 2006a). Die Stichproben wurden von Krankenkassen aus den Jahren 2001 (n=3184), 2003 (n=2418) und 2004 (n=5507) rekrutiert. Es wurden Benutzer von 14 Hilfsmittelkategorien eingeschlossen, die ihr Hilfsmittel drei bis zwölf Monate vor dem Erhebungszeitpunkt bekamen. Krankenkassen mit weniger als 10.000 Versicherten wurden zunächst ausgeschlossen. Von den übrigen 56 Krankenversicherungen in 2001 wurden 20 - stratifiziert nach privat und gesetzlich versichert und der Größe - ausgewählt. Letzlich haben 16 Kassen eingewilligt, an der Studie teilzunehmen. Die Versicherten sollten das den KWAZO zu ihrem zuletzt erhaltenen Hilfsmittel ausfüllen. Im Jahr 2003 waren es durch zwei Fusionen nur noch 14 Krankenkassen, von denen neun bereit waren sich erneut zu beteiligen. Ein Jahr später willigten dieselben neun Krankenkassen plus zwölf weitere, die angesprochen wurden, in die Teilnahme ein.

Analyse - Die Machbarkeit wurde anhand des Rücklaufes und der nichtbeantworteten Fragen beurteilt. Die interne Konsistenz (Homogenität) wurde mittels α-Wert dargestellt. Und die Validität wurde mittels Spearmann-Korrelation zwischen KWAZO und dem Item *Versorgung* des QUEST2.0 gestestet (vgl. Dijcks *et al.*, 2006b, S. 911).

3.2.2 Ergebnisse

2001 betrug der Rücklauf 39% (n=1230), im Jahr 2003 43% (n=1042) und im Jahr 2004 43% (n=2365). Dabei wurden die unbrauchbaren Fragebögen schon herausgerechnet. Die Daten der drei Stichproben wurden zusammengelegt (n=4637) (vgl. Dijcks *et al.*, 2006b, S. 911). Das Durchschnittsalter betrug 64 Jahre (s=16), die Mehrheit war weiblich (62%) und die Befragten bekamen ihr Hilfsmittel im Schnitt acht Monate (s=5) vor der Befragung. Der Gesamtscore für alle Teilnehmer betrug 17,3 (s=3,4; Range 15,6-18,3). Der Prozentsatz nicht beantworteter Items lag zwischen 3.1% (Erreichbarkeit #1) und 7,5% (Koordination #3), der Mittelwert für alle sieben Items lag bei χ=4,8%. Die Antworten waren bei allen Items ungefähr gleich verteilt: für die Kategorie *unzureichend* 4,6-9,2%, für *aus-*

reichend 32,2-45,5% und für *gut* 48,8-59,9%. Die Inter-Item-Korrelation wurde mit r_{ii}=0,45-0,69 mäßig bis stark und Cronbachs α mit 0,89 angegeben. Die KWAZO-Scores korrelieren mäßig stark mit dem Item *Servicezufriedenheit* des QUEST2.0-Scores (r=0,54). Wärend die QUEST-Skala um einen Punkt stieg, erhöhte sich die KWAZO-Skala um 2-3 Punkte (vgl. Dijcks *et al.*, 2006b, S. 912).

3.2.3 Beurteilung

Die erhoben Ergebnisse sprechen für reliable und valide Messungen mit dem KWAZO-Instrument und die Eindimensionalität des Instrumentes. Die Rate der nicht beantworteten Items blieb relativ gering, was für die Machbarkeit und Verständlichkeit des KWAZO spricht. Der Vergleich der QUEST-Scores mit den KWAZO-Scores spricht dafür, dass eine 2,5-Punkte-Änderung eine Änderung in der Zufriedenheit darstellt und dass der Wert 14 ein valider Cutoff-Punkt im KWAZO-Score ist, unter dem man von einer Unzufriedenheit mit der Versorgung ausgehen kann. Mit χ=17,3 auf der Gesamtskala 7-21 kann man von einer hohen Zufriedenheit mit der Hilfsmittelversorgung sprechen. Einschränkungen, die gemacht werden müssen, sind z.B. die Rücklaufquote von 39% (2001) und 43% (jeweils 2003 und 2004), obwohl das nicht ungewöhnlich bei Versand-Umfragen ist oder dass manche Krankenkassen abgesagt hatten. Diese Einschränkungen verzerren sicherlich die Ergebnisse der Studie, spielen aber für die Beurteilung des KWAZO-Instrumentes selbst nur eine untergeordnete Rolle. Wie die Autoren aber selbst einräumten, sind noch weitere Studien zu Reliabilität und Validität nötig, ehe das Instrument ein Level wie z.B QUEST2.0 erreicht.

3.3 MDK-Prüfung nach SGB XI

Die SPV kann MDK zur Prüfung der Pflegebedürftigkeit hinzuziehen. Dazu gehört auch eine Empfehlung zur Hilfsmittel- bzw. Pflegehilfsmittelversorgung unabhängig von der Kostenträgerschaft (MDS, 2009, S. 15). Schließlich kann die beantragte Leistung genehmigt, teilweise genehmigt oder abgelehnt werden. Bei den letzten beiden hat der Versicherte die Möglichkeit, in Widerspruch zu gehen. Dieser sollte ausführlich mit Sachargumenten und ergänzenden Informationen begründet werden (vgl. Kamps, 2010, S. 105). An dieser Stelle kann nicht auf das gesamte Procedere der Begutachtung eingegangen werden. Der Autor beschränkt sich weitgehend auf das Hilfsmittel-Assessment bei der Begutachtung. Ergebnisse können aus Mangel an verfügbaren Daten ebenfalls nicht präsentiert werden (vgl. Wagner, 2010). Am Ende dieses Kapitels wird das Begutachtungsverfahren kritisch beurteilt.

3.3.1 Methodik

Einzelbegutachtung des MDK - In den Begutachtungsrichtlinien des MDK steht, dass das Gutachten Informationen zu Hilfs- bzw. Pflegehilfsmitteln und wohnumfeldverbessernde Maßnahmen enthalten muss (MDS, 2009, S. 26). Im Formulargutachten wird zunächst der Ist-Zustand erhoben. Das beinhaltet die *Anzahl* der vorhandenen Hilfsmittel unabhängig von der Kostenträgerschaft, den *Nutzungsgrad* pro Hilfsmittel und den *Grad der Beeinflussung* auf die Pflege durch Nutzung bzw. Nichtnutzung der Hilfsmittel. Desweiteren wird geprüft, ob der Hilfebedarf durch die Hilfsmittel beeinflusst bzw. kompensiert wird und ob dies durch Schulung oder Training weiter verbessert werden kann (vgl. MDS, 2009, S. 30). Diese Daten werden schriftlich in freier Form auf dem Gutachtenformular festgehalten. In einem weiteren Schritt werden die pflegerelevanten Aspekte der Wohnsituation begutachtet, da diese Kontextfaktoren den Hilfebedarf beeinflussen können. Hierbei geht es um die Lage der Wohnung (Treppen, schwere Türen), die Anzahl der Räume und ihre Erreichbarkeit. Außerdem werden Sicherheitsmängel wie z.B. lose Teppiche festgehalten (vgl. MDS, 2009, S. 31). Die "*Beschreibung von Schädigungen/Beeinträchtigungen der Aktivitäten/Ressourcen in Bezug auf Stütz- und Bewegungsapparat, Innere Organe, Sinnesorgane, Nervensystem und Psyche*" (MDS, 2009, S. 34) bildet einen umfangreichen weiteren Teil des Gutachtens. Das endgültige Gutachten beinhaltet unter anderem Empfehlungen zu notwendigen Pflegehilfsmitteln bzw. Hilfsmitteln und zur Verbesserung des Wohnumfeldes (vgl. MDS, 2009, S. 84). Die Begutachtung ist in angemessenen Zeitabstand zu wiederholen (vgl. MDS, 2009, S. 96).

Ein neues Pflegebegutachtungsverfahren wurde 2008 von der Uni Bielefeld und dem MDK Westphalen-Lippe nach einem Pretest (n=141) getestet (n=1717). Zu einem späteren Zeitpunkt wurde eine wiederholte Begutachtung mit einer kleineren Stichprobe durchgeführt, um die Test-Retest-Stabilität zu untersuchen. Das Instrument legt einen neue Bewertungsmaßstab zu Grunde: die *Beeinträchtigung der Selbständigkeit* in acht Lebensbereichen. Insgesamt 76 Items mit je vier Ausprägungen sind vorgesehen. Das Verfahren berücksichtigt nicht, ob eine bestimmte Handlung mit einem Hilfsmittel erbracht wurde. Selbständigkeit wird durch die Unabhängigkeit von anderen Personen definiert (Kimmel & Windeler, 2008).

Hilfsmittel-Evaluation durch den MDK - Die Begutachtungsaufgaben des MDK wurden im Zuge des GKV-Wettbewerbsstärkungsgesetzes erweitert. So kann die Krankenkasse nicht nur prüfen, ob ein Hilfsmittel erforderlich ist (§ 275 Abs. 3 Nr. 1 SGB V), sondern eine bereits durchgeführte Hilfsmittelversorgung auch evaluieren (§ 275 Abs. 3 Nr. 3 SGB V). Die Evaluation bezieht sich allerdings nur auf die Wirksamkeit und den Nutzen (vgl. Fergenbauer *et al.*, 2009). Es können Einzelfälle, Fallserien oder systematisch Gruppen evaluiert werden (vgl. Kamps, 2010, S. 114). Fragen die sich dabei stellen, sind:

> "Ist das Hilfsmittel im Einzelfall indiziert und geeignet? Entspricht sein Einsatz dem anerkannten Stand der medizinischen Erkenntnisse? Wäre ggf. eine andere Maßnahme (z.B. Heilmittel) zielführender oder ist das Hilfsmittel ein Gebrauchsgegenstand, welcher in die Eigenverantwortung des Versicherten fällt? Gibt es zielführendere u./od. kostengünstigere Alternativen? Ist ggf. noch eine Reparatur oder Anpassung der Vorversorgung möglich?" (vgl. MDKBW, 2011)

3.3.2 Beurteilung

In der Literatur fanden sich nur spärliche Hinweise auf die Umsetzung der gesetzlichen Neuregelungen zur Evaluation. Meist handelt es sich dabei um Beratungsangebote des MDK, bei denen unter anderem auch den Ursachen von Unzufriedenheit mit Hilfsmitteln nachgegangen wird (vgl. z.B. MDK-WL, 2011). Im Begutachtungsverfahren zur Feststellung der Plegebedürftigkeit werden Daten in freier Form zur Hilfsmittelnutzung erhoben. Es kommen diesbezüglich keine standardisierten Assessments zum Einsatz, außer die auf bestimmte Hilfsmittel bezogenen Erhebungsbögen (MDS, 2011). *"Das Verfahren ist sehr aufwändig und hinsichtlich seiner Validität und Reliabilität nicht auf breiter Basis getestet."* (Maidhof, Schneider, Rachold, Gerber, Niehoff & Sann, 2002). Eine systematische Auswertung der Daten wird durch die freien Formulierungen im Gutachten erschwert. Das neue oben beschriebene Pflegebegutachtungsinstrument kann zwar als reliabel, valide und praktikabel eingestuft werden, erfasst jedoch nicht den Bedarf an Hilfsmitteln bzw. die Zufriedenheit damit (vgl. Gansweid & Heine, 2008; Kimmel & Windeler, 2008). *"Die Regelungen der Begutachtungs-Richtlinien werden auch in Zukunft an Erkenntnisse, insbesondere der Pflegewissenschaft, der Medizin und der Rechtsprechung anzupassen sein."* (MDS, 2009, S. 11).

4 Diskussion

Mit dem KWAZO und dem QUEST2.0 wurden zwei Instrumente vorgestellt, die in standardisierter Form die Zufriedenheit mit Hilfsmittel und der Versorgungsqualität aus Nutzersicht valide und reliabel messen. Im Gegensatz dazu geht es bei der MDK-Begutachtung vorrangig um den Bedarf und die Nutzung von Hilfsmitteln ausgehend vom Gesundheitszustand und der Pflegebedürftigkeit. Im folgenden werden Lösungsvorschläge aus der Literatur dargestellt und schließlich wird eine Übertragbarkeit auf die häusliche Pflege in Deutschland diskutiert.

4.1 Strategien zu einer optimaleren Hilfsmittelversorgung

Zunächst erscheint es notwendig die Datenlage in Deutschland mit geeigneten Instrumenten zur Zufriedenheit mit Hilfsmitteln, aber auch zur Nutzungsrate oder Wirksamkeit von Hilfsmitteln zu verbessern. Der Hilfsmittelreport ist insofern einseitig, da er keine systematischen Informationen zur Zufriedenheit mit Hilfsmitteln enthält (vgl. Sauer *et al.*, 2010). Nach Krämer & Mauer (1998) ist aber nur eine gute subjektive Sicht und eine gute objektive Sicht zusammen ideal und spricht von einer guten Versorgungsqualität. Die Erhebung der Zufriedenheit mit Hilfsmitteln versetzt Hersteller in die Lage, das Design und die Auswahl der Hilfsmittel anzupassen (vgl. Weiss-Lambrou *et al.*, 1997, S. 430). Ein positiver Ansatz ist, dass der Gesetzgeber die Entwicklung neuer Instrumentarien klar vorsieht (§ 137a Abs. 2 Nr. 1 SGB V), allerdings muss der GBA dafür noch Aufträge mit spezifischen Fragestellungen ausschreiben (vgl. SQG, 2011). Ein Teil dieses Assessments könnte z.B. QUEST und/ oder KWAZO darstellen. Die Interviews mit dem QUEST in den Niederlanden (1998) hatten einen weiteren Effekt. Die Nutzer der Hilfsmittel hatten nun über das Interview hinaus eine Ansprechperson. Ihnen war nicht bewusst, dass man mit kleinen Anpassungen oder mit dem richtigen Zubehör Probleme lösen konnte. In manchen Fällen wurde eine Fehlversorgung festgestellt. Den Interviewern wurde durch die Hausbesuche klar, dass manche Faktoren des häuslichen Umfeldes nicht berücksichtigt wurden. Insgesamt kann durch die mangelnde Kommunikation durch die vorgestellten Instrumente verbessert werden. Durch regelmäßiges Monitoring, z.B. mit dem QUEST 2.0, kann die Versorgungsqualität festgestellt, gesichert und weiterentwickelt werden (vgl. Wessels *et al.*, 1998). Darüber hinaus kann sie als Indikator für Wirtschaftlichkeit dienen. Diese wird vor dem Hintergrund steigender Pflegequoten, steigender Hilfsmittelprävalenz und damit steigender Gesamtkosten immer notwendiger, denn durch die regelmäßige Evaluierung des Zufriedenheit mit Hilfsmitteln kann Über-, Unter- und Fehlversorgung vermieden und somit Kosten gespart werden (vgl. DVfR, 2006, S. 28; Sauer *et al.*, 2010, S. 72; Statistikportal, 2010, S. 25).

Die Deutsche Vereinigung für Rehabilitation (DVfR) machte 2006 unter anderem folgende Lösungsvorschläge:

> "Verbesserung der Information aller am Versorgungsprozess Beteiligten, Verbesserung der Aus-, Fort- und Weiterbildung, Optimierung der Entscheidungsprozesse einschl. der Begutachtung, Verbesserung des Herstellungs- und Anpassungsprozesses, Sicherung und Verbesserung der Ergebnisqualität". (vgl. DVfR, 2006, S. 28)

Zur Verbesserung der Ergebnisqualität zählt insbesondere die Sicherung der Ergebniserhebung. Der Informationsfluss muss gewährleistet sein, insbesondere bei unzureichender Versorgung, die vermehrte Einführung qualitätssichernder Maßnahmen und die verbesserte Evaluation von Hilfsmitteln (vgl. DVfR, 2006, S. 29). Eine Integration valider und reliabler Assessmentinstrumente in die Versorgungsabläufe und die Beteiligung der Akteure wie Ärzte, Pflegedienste, Leistungserbringer und Nutzer könnte dies gewährleisten.

4.2 Übertragbarkeit auf die häusliche Pflege in Deutschland

An dieser Stelle wird versucht die Instrumente auf eine Anwendbarkeit auf die häusliche Pflege in Deutschland zu prüfen. Ein Evaluation der Zufriedenheit mit Hilfsmitteln ist ein wichtiges Outcome zu Messung der Versorgungsqualität. Im Prinzip haben beide untersuchten Assessment-Instrumente auch die Potenz die Zufriedenheit mit *technischen Pflegehilfsmittel* zu untersuchen, die ja per definitionem zwar einen anderen Charakter haben als die Hilfsmittel nach dem SGB V. Aber rein faktisch gibt es diese Differenz nur auf dem Papier und werden für den Nutzer keine Rolle spielen, wenn er nach der Zufriedenheit gefragt wird. Hinsichtlich der interkulturellen Validität dürfte es keine großen Abweichungen geben, da QUEST2.0 in westlichen Kulturen entwickelt wurde. Z.B. wurde im T-QUEST ein 13. Item (*Kosten*) wieder eingeführt, was auf den kulturellen Kontext zurückzuführen war (vgl. Mao *et al.*, 2010). Die Übersetzung vom kanadischen ins niederländische und amerikanische behielt denselben Itemsatz bei (vgl. Demers *et al.*, 1999b). Probleme werden eher im Zusammenhang mit der Anwendbarkeit vermutet, da insbesondere ältere Menschen im Fokus der Befragung stehen würden. Der ständige Ausschluss von Personen, die sich nicht adäquat artikulieren können, würde auf Dauer zu einer Verzerrung der Ergebnisse führen. Aufgrund der Kürze der Fragebögen ist ein vielseitiger Einsatz möglich (Interviewform, Briefumfrage) und könnte ohne großen Zeitaufwand in regelmäßigen Abständen z.B. von Pflegekräften durchgeführt werden. Krankenkassen oder MDK, der ja per Gesetz dazu aufgefordert ist, Evaluierungen von Hilfsmitteln durchzuführen, könnten ohne weiteres per Post flächendeckende Umfragen starten. Auch der Einsatz des Internets wäre denkbar. Sowohl QUEST2.0 als auch KWAZO können in pflegerischen ambulanten Settings genutzt werden. Gerade im Kontext der Häuslichen Pflege ist es auch wichtig, Pflegepersonen zu ihrer Zufriedenheit mit Hilfsmitteln zu befragen, auch wenn sie sie nur indirekt nutzen. Dazu ist ein Erhebungsinstrument in Arbeit: *A conceptual framework of outcomes for caregivers of assistive technology users*[9] (siehe Demers, Fuhrer, Jutai, Lenker, Depa & De Ruyter, 2009). Aber man könnte auch eruieren, ob der QUEST2.0 auch für Pflegepersonen ein sinnvolles Assessment ihrer Zufriedenheit wäre. Denn wie der Nutzer selbst, muss die Pflegekraft ebenso mit dem Hilfsmitteln umgehen und ist oft voll in den Versorgungsprozess integriert. Technische Pflegehilfsmittel sollen ja gerade die Pflegeperson unterstützen.

4.3 Ausblick

Der Autor schlägt vor das QUEST2.0-Instrument in Deutschland im ambulanten Pflegebereich im Bezug auf technische Pflegehilfsmittel im Rahmen eines Forschungsprojektes anzuwenden, zumal schon eine deutsche Version vorliegt, die nach wissenschaftlichen Kriterien übersetzt worden ist. Das KWAZO müsste zunächst nach wissenschaftlichen Kriterien übersetzt werden (z.B. nach Martin, Vincenzi & Spirig, 2007; Wild, Grove, Martin, Eremenco, McElroy, Verjee-Lorenz *et al.*, 2005). Im Rahmen einer solchen Studie sollten erneut die Validität und Reliabilität getestet werden. Gerade in Bezug auf Pflegeklienten müssen Ein- und Ausschlusskriterien bestimmt werden, damit die Machbarkeit für die Durchführung des Assessments gewährleistet bleibt. Eine Kombination mit anderen Instrumenten könnte erfolgen. Die Zufriedenheit von Pflegepersonen mit Pflegehilfsmitteln wäre im Pflegesektor von zentraler Bedeutung. Die Frage hierbei wäre, inwieweit der QUEST2.0-Fragebogen auch für Pflegepersonen adaptierbar ist.

---

[9] [Eine Konzeption von Outcomes für Pflegepersonen von Hilfsmittelnutzern] Übers. d. A.

5 Zusammenfassung

Die erste aufgestellte Hypothese Mit einem geeigneten Instrument kann der Bedarf an technischen Pflegehilfsmitteln und die Versorgungsqualität in der häuslichen Pflege umfassend dargestellt werden konnte nur teilweise bestätigt werden. Einerseits ist der QUEST2.0 ein geeignetes Instrument, die Zufriedenheit mit Hilfsmitteln und mit der Versorgung damit aus Nutzersicht, darzustellen. Auch der KWAZO ist geeignet, die Versorgung mit Hilfsmitteln valide und reliabel abzubilden. Dadurch sind Rückschlüsse auf den Bedarf und die Versorgungsqualität möglich. Andererseits wird nur ein Aspekt der Qualität abgedeckt, wenn auch ein wichtiger. Mindestens genauso wichtig ist die Sicht der Pflegepersonen, ob professionell oder Laie. Qualität ist ein so komplex darstellbarer Begriff, das die beiden Instrumente als ein Modul dienen können. Die Recherche hat auch gezeigt, das der QUEST2.0 häufig im Zusammenhang mit anderen Untersuchungen verwendet wurde. Oder aber man setzt die beiden Instrumente für gezielte Fragestellungen ein.

Für die Bestätigung oder Widerlegung der zweiten Hypotese *Dies führt zu einer Optimierung (i.S.v. Effizienz) der Versorgungsqualität* konnten keine ausreichenden Belege eruiert werden. Manche Anhaltspunkte sprechen jedoch für eine Bestätigung der Hypothese. Denn wo gezielt nach der Zufriedenheit gefragt wird, kann ein Mangel auch erkannt und auf ihn eingegangen werden. Ein Interview vor Ort hat auch das Potential, dass die häuslichen Kontextfaktoren Beachtung finden. Die Frage bleibt, wie mit den gewonnenen Erkenntnissen aus solchen Erhebungen umgegangen wird und wie sie interpretiert werden. Wenn dadurch Unter-, Über- und Fehlversorgungen dadurch vermieden wird, dann führt das nicht nur zu Kosteneinsparungen, sondern auch zu noch höherer Zufriedenheit bei den Nutzern von Hilfsmitteln, respektive technischen Pflegehilfsmitteln.

Anhang

Tab.: 8 Rechercheergebnisse der "Abstract"-Analyse (eigene Darstellung)

Nr.	Studie	Instrument	Outcome
1	(Auger, Demers, Gelinas, Routhier, Mortenson & Miller, 2010)	WhOM (mit QUEST und PIADS)	Machbarkeit, Validität
2	(Bergstrom & Samuelsson, 2006)	QUEST 2.0	Zufriedenheit mit Rollatoren
3	(Bestmann, Lingnau, Staats & Hesse, 2001)	BI	Nutzungsverhalten, Kosten
4	(Brandt, Iwarsson & Stahl, 2003)	QUEST	Zufriedenheit mit Hilfsmitteln
5	(Brandt, Kreiner & Iwarsson, 2010)	12-Item-Questionnaire zu Mobilität; 10-Item-Questionnaire zur Zufriedenheit mit Hilfsmitteln	Teilhabe und Zufriedenheit mit mobilen Hilfsmittel, Reliabilität und Validität der Instrumente
6	(Chan & Chan, 2007)	WHOQoL-BREF, C-QUEST	Lebensqualität, Zufriedenheit
7	(Davies, De Souza & Frank, 2003)	EuroQol EQ-5D	Lebensqualität von Rollstuhlnutzern
8	(de Boer, Peeters, Ronday, Mertens, Huizinga & Vliet Vlieland, 2009)	Halbstrukturiertes Interview	Besitz und Nutzung von Hilfsmitteln
9	(de Groot, Post, Bongers-Janssen, Bloemen-Vrencken & van der Woude, 2011)	D-QUEST, PASIPD, UAL, SIPSOC	Zufriedenheit mit Rollstühlen

10	(Demers, Fuhrer, Jutai, Scherer, Pervieux & DeRuyter, 2008)	SF-36, Interview	Hilfsmittelnutzung, Gesundheitszustand
11	(Demers et al., 2002a)	PIADS, QoL (26 Items)	Lebensqualität, Psychologische Auswirkungen
12	(Derosier & Farber, 2005)	QUEST2.0, PIADS	Psychologische Auswirkungen, Zufriedenheit mit Hilfsmitteln
13	(Dijcks et al., 2006b)	KWAZO (mit QUEST)	Nichtnutzung und Zufriedenheit mit Hilfsmitteln, Reliabilität, Validität
14	(Finlayson & Havixbeck, 1992)	Interview	Hilfsmittelbenutzung
15	(Fuchs & Gromak, 2003)	16-Item-Questionnaire	Wirksamkeit von Rollstühlen
16	(Geertzen, Gankema, Groothoff & Dijkstra, 2002)	modifizierter SERVQUAL	Zufriedenheit mit Prothesen und Orthesen
17	(Gentry, Wallace, Kvarfordt & Lynch, 2008)	COPM, CHART	Effizienz von personal digital assistants (PDAs)
18	(Giesbrecht, Ripat, Quanbury & Cooper, 2009)	QUEST2.0, FEW, PIADS, COPM	Psychologische Aswirkungen und Zufriedenheit mit Rollstühlen
19	(Gottberg, Einarsson, Fredrikson, von Koch & Holmqvist, 2002)	Strukturierter Fragebogen	Zufriedenheit und Nutzung von technischen Hilfsmitteln
20	(Harrefors, Axelsson & Savenstedt, 2010)	halbstrukturierte Interviews	Zufriedenheit mit Hilfsmitteln

21	(Hill, Goldstein, Gartner & Brooks, 2008)	St. George's Respiratory Questionnaire, QUEST2.0, structured questionnaire	Gesundheitsbezogene Lebensqualität, Zufriedenheit mit Hilfsmitteln
22	(Jardon, Gil, de la Pena, Monje & Balaguer, 2011)	QUEST2.0, WST	Zufriedenheit mit einem Roboter-Hilfsmittel
23	(Jedeloo, De Witte, Linssen & Schrijvers, 2002)	QUEST2.0 plus 7-Item	Zufriedenheit mit der Hilfsmttelversorgung
24	(Karmarkar, Collins, Kelleher & Cooper, 2009)	QUEST2.0	Zufriedenheit mit Rollstühlen
25	(Kirby, MacDonald, Smith, MacLeod & Webber, 2008)	QUEST2.0	Zufriedenheit mit Rollstühlen
26	(Lacoste, Weiss-Lambrou, Allard & Dansereau, 2003)	Fragebogen	Nutzung und Zufriedenheit mit Hilfsmitteln
27	(Laffont, Dumas, Pozzi, Ruquet, Tissier, Lofaso et al., 2007)	QUEST2.0	Zufriedenheit mit Sprachausgaben
28	(Laffont, Guillon, Fermanian, Pouillot, Even-Schneider, Boyer et al., 2008)	QUEST2.0	Zufriedenheit mit Rollstühlen
29	(Pellegrini, Bouche, Barbot, Figere, Guillon & Lofaso, 2010)	QUEST, Beobachtung	Zufriedenheit mit Rollstühlen, Performance
30	(Samuelsson & Wressle, 2008)	QUEST2.0	Zufriedenheit mit und Nutzen von Rollstühlen und Rollatoren
31	(Shone, Ryan, Rigby & Jutai, 2002)	FIM, QUEST	Zufriedenheit mit elektronischen Hilfsmiteln

32	(Thygesen, Aagren, Arnavielle, Bron, Frohlich, Baggesen *et al.*, 2008)	EuroQol EQ-5D	Lebensqualität und Kosten von Sehhilfen
33	(Trail, Nelson, Van, Appel & Lai, 2001)	39-item survey	Zufriedenheit mit Rollstühlen
34	(Trefler, Fitzgerald, Hobson, Bursick & Joseph, 2004)	nicht angegeben	Zufriedenheit, Lebensqualität und Mobilität mit Sitzgelegenheiten und Mobiltätshilfen
35	(Vincent, Reinharz, Deaudelin, Garceau & Talbot, 2006)	Modified MMST, SMAF, LEC, SF-12, Life-H, QUEST, Caregiver Burden	Zufriedenheit mit und Kosten von Fernüberwachungssystemen
36	(Ward, Sanjak, Duffy, Bravver, Williams, Nichols *et al.*, 2010)	31-question survey	Auswahl, Zufriedenheit, Nutzungsrate von Rollstühlen
37	(Wessels & De Witte, 2003)	D-QUEST	Relibilität, Validität

Tab.: 9 Die 24 QUEST-Items mit Übersetzung und die 12 QUEST2.0-Items (vgl. Demers *et al.*, 2000c, S. 102; Demers *et al.*, 1999b, S. 161; Pfeiffer, 2008)

QUEST		Übers. d. A.		Übers. QUEST2.0 v. Pfeiffer (2008) *
Item	Definition	Items	Definition	Itemformulierungen: Wie zufrieden sind Sie ...
1. Simplicity of use	Ease in using the Assistive Technologie Device (ATD).	1. Einfachheit in der Anwendung	Leichte Verwendung der Hilfsmittel.	6) damit, wie leicht Ihr Hilfsmittel benutzt werden kann.
2. Repairs/ servicing	Ease in having the ATD repaired and serviced.	2. Reparaturservice	Leichter Zugang zu Reparatur und Wartung.	10) mit den Reparaturen und der Wartung (Instandhaltung) Ihres Hilfsmittels?
3. Maintenance	Simplicity of upkeep and care of the ATD by oneself.	3. Wartung	Leichte Instandhaltung und Pflege des Hilfsmittels durch den Nutzer.	
4. Installation	Simplicity to assemble and/or set up the ATD.	4. Installation	Leichte Montage und/ oder Einrichtung des Hilfsmittels.	

5. Effectiveness	Goal achievement with the ATD.	5. Wirksamkeit **	Zielerreichung mit dem Hilfsmittel.	8) damit, wie wirkungsvoll Ihr Hilfsmittel ist (inwieweit Ihr Hilfsmittel Ihren Anforderungen entspricht)?
6. Cost	Expenses associated with purchasing, maintaining and repairing the ATD.	6. Kosten	Aufwendungen im Zusammenhang mit dem Kauf verbunden sind, Instandhaltung und Instandsetzung des Hilfsmittels.	
7. Professional service	Quality of information on the ATD provided; accessibility and competence of professionals.	7. Professioneller Service	Qualität der Informationen über das Hilfsmittel vorgesehen, Zugänglichkeit und Kompetenz der Fachleute.	11) mit der Qualität der Serviceleistungen (Information, Aufmerksamkeit), die Sie für den Gebrauch Ihres Hilfsmittels erhalten haben?
8. Durability	Robustness and sturdiness of the ATD.	8. Haltbarkeit **	Robustheit und Stabilität des Hilfsmittels.	5) mit der Haltbarkeit (Lebensdauer, Verschleißfestigkeit) Ihres Hilfsmittels?

9. Multi-purposefulness	Possibility to adapt and use the ATD for multiple activities/purposes.	9. Vielseitigkeit	Möglichkeit zur Anpassung und Nutzung des Hilfsmittels für verschiedene Aktivitäten/ Zwecke.	
10. Adjustments	Simplicity in setting/fixing the components of the ATD.	10. Anpassungsfähigkeit	Einfachheit bei der Befestigung der Komponenten des Hilfsmittels.	3) damit, wie leicht sich die Bestandteile Ihres Hilfsmittels anpassen lassen (Befestigung, Einstellung)?
11. Comfort	Physical and psychological well-being associated with use of the ATD.	11. Komfort	Physisches und psychisches Wohlbefinden bei der Nutzung des Hilfsmittels.	7) mit der Bequemlichkeit Ihres Hilfsmittels?
12. Service delivery	Ease in acquiring the ATD, including length of time.	12. Versorgung	Leichter Erwerb des Hilfsmittels, einschließlich der Wartezeit.	9) mit dem gesamten Service einschließlich der Auslieferung (Abläufe, Dauer), den Sie bei der Beschaffung Ihres Hilfsmittels erhalten haben?

13. Follow-up services	Ongoing support services for the ATD.	13. Laufender Service	Laufende Wartung des Hilfsmittels.	12) Mit den nachfolgenden Serviceleistungen (fortlaufende Kundenbetreuung), die Sie für Ihr Hilfsmittel erhalten haben?
14. Appearance	Design, form, colour and acceptability of the ATD.	14. Aussehen	Design, Form, Farbe und Akzeptanz des Hilfsmittels.	
15. Transportation	Convenience of transporting the ATD via the desired means of transportation.	15. Transport	Bequemer Transport des Hilfsmittels mit dem gewünschte Fortbewegungsmittel.	
16. Device compatibility	Suitability of the ATD with other used technologies.	16. Gerätekompatibilität	Eignung des Hilfsmittels mit anderen genutzten Technologien.	
17. Weight	Ease in lifting and/or moving the ATD.	17. Gewicht	Leichtes Heben und/ oder Bewegen des Hilfsmittels.	2) mit dem Gewicht Ihres Hilfsmittels?
18. Safety	Degree to which the ATD is safe, secure and harmless.	18. Sicherheit	Inwieweit die ATD sicher und harmlos ist.	4) mit der Sicherheit und Zuverlässigkeit Ihres Hilfsmittels?

19. Dimensions	Convenience of the device's size (height, width, length).	19. Abmessungen	Zweckmäßigkeit des Hilsmittels (Höhe, Breite, Länge).	1) mit den Dimensionen (Größe, Höhe, Länge, Breite) ihres Hilfsmittels?
20. Motivation	Incentive to use the ATD at home and in public.	20. Motivation	Anreiz das Hilfsmittels zu Hause und in der Öffentlichkeit zu verwenden.	
21. Training	Learning how to use the ATD.	21. Training	Lernen, wie man das Hilfsmittel benutzt.	
22. Social circle support	Support from family, peers and employer in using the ATD, whether physical or psychological.	22. Soziales Netzwerk	Unterstützung von Familie, Kollegen und Arbeitgeber bei der Verwendung des Hilfsmittels, ob physisch oder psychisch.	
23. Reaction of others	Positive and encouraging attitude of others.	23. Reaktion der anderen	Positiv und ermutigende Haltung anderer.	
24. Effort	Little physical or psychological exertion required in using the ATD.	24. Aufwand	Kleine physische oder psychische Anstrengung bei der Verwendung des Hilfsmittels erforderlich.	

* Hier wurden die neuen Itemnumerierung von QUEST2.0 verwendet; # 1-8 *Hilfsmittel-Dimension* # 9-12 *Service-Dimension*

** Diese Items korrelierten mäßig auf beiden Faktoren, passen aber rein inhaltlich besser zum ersten Faktor *Hilfsmittel*

Literaturverzeichnis

Anderson, J. G., Rainey, M. R., & Eysenbach, G. (2003). The impact of Cyber Healthcare on the physician-patient relationship. *J Med Syst, 27*(1), 67-84.

Andresen, E. M. (2000). Criteria for assessing the tools of disability outcomes research. *Arch Phys Med Rehabil, 81*(12 Suppl 2), S15-20.

Attenberger, J. (2006). Hilfsmittel: böse Überraschungen sind möglich *Gesundheitspolitik*. Amtzell: MTD-Verlag.

Auger, C., Demers, L., Gelinas, I., Routhier, F., Mortenson, W. B., & Miller, W. C. (2010). Reliability and validity of the telephone administration of the wheelchair outcome measure (WhOM) for middle-aged and older users of power mobility devices. *J Rehabil Med, 42*(6), 574-581.

Badura, B. (1995). Qualitätsforschung im Gesundheitswesen: ein Vergleich ambulanter und stationärer kardiologischer Rehabilitation. Weinheim, München: Juventa Verlag.

Badura, B., & Feuerstein, G. (1996). *Systemgestaltung im Gesundheitswesen*. Weinheim, München: Juventa.

Baker, R. (1991). The reliability and criterion validity of a measure of patients' satisfaction with their general practice. *Fam Pract, 8*(2), 171-177.

Batavia, A. I., & Hammer, G. S. (1990). Toward the development of consumer-based criteria for the evaluation of assistive devices. *J Rehabil Res Dev, 27*(4), 425-436.

Bergstrom, A. L., & Samuelsson, K. (2006). Evaluation of manual wheelchairs by individuals with spinal cord injuries. *Disabil Rehabil Assist Technol, 1*(3), 175-182.

Bestmann, A. (2004). Hilfsmittelversorgung auf der Mikroebene. Kosten, Nutzungsfaktoren und Effektivität von Hilfsmitteln in der neurologischen Rehabilitation Berlin: TU Berlin.

Bestmann, A., Lingnau, M. L., Staats, M., & Hesse, S. (2001). [Phase specific technical aids prescription in neurological rehabilitation]. *Rehabilitation (Stuttg), 40*(6), 346-351.

Bortz, J., & Doering, N. (2002). Forschungsmethoden und Evaluation fuer Human- und Sozialwissenschaftler (Band 3). Heidelberg: Springer.

Bortz, J., Lienert, G. A., & Boehnke, K. (2008). *Verteilungsfreie Methoden in der Biostatistik*. Heidelberg: Springer.

Brandt, A., Iwarsson, S., & Stahl, A. (2003). Satisfaction with rollators among community-living users: a follow-up study. *Disabil Rehabil, 25*(7), 343-353.

Brandt, A., Kreiner, S., & Iwarsson, S. (2010). Mobility-related participation and user satisfaction: construct validity in the context of powered wheelchair use. *Disabil Rehabil Assist Technol, 5*(5), 305-313.

Bruhn, M. (2011). *Qualitätsmanagement für Dienstleistungen: Grundlagen, Konzepte, Methoden* (8. überarb. u. erw. Aufl.). Heidelberg Dortrecht London New York: Springer.

Bruhn, M., & Stauss, B. (Hrsg.). (2000). *Dienstleistungsqualität : Konzepte - Methoden - Erfahrungen* (3 Aufl.). Wiesbaden: Gabler.

Bruhn, M., & Stauss, B. (Hrsg.). (2009). *Kundenintegration: Forum Dienstleistungsmanagement*. Wiesbaden: Gabler Verlag.

Bühner, M. (2011). Einführung in Die Test-und Fragebogenkonstruktion. München: Pearson Education.

Chan, S. C., & Chan, A. P. (2006). The validity and applicability of the Chinese version of the Quebec User Evaluation of Satisfaction With Assistive Technology for people with spinal cord injury. *Assist Technol, 18*(1), 25-33.

Chan, S. C., & Chan, A. P. (2007). User satisfaction, community participation and quality of life among Chinese wheelchair users with spinal cord injury: a preliminary study. *Occup Ther Int, 14*(3), 123-143.

Chiu, C. W. Y., & Man, D. W. K. (2008). The Effect of Training Older Adults with Stroke to Use Home-Based Assistive Devices. In: W. Dunn & W. W. Dunn (Hrsg.), *Bringing Evidence Into Everyday Practice: Practical Strategies for Healthcare Professionals*. Thorofare: Slack Incorporated.

Cicchetti, D. V. (1976). Assessing inter-rater reliability for rating scales: resolving some basic issues. *Br J Psychiatry, 129*, 452-456.

Davies, A., De Souza, L. H., & Frank, A. O. (2003). Changes in the quality of life in severely disabled people following provision of powered indoor/outdoor chairs. *Disabil Rehabil, 25*(6), 286-290.

de Boer, I. G., Peeters, A. J., Ronday, H. K., Mertens, B. J., Huizinga, T. W., & Vliet Vlieland, T. P. (2009). Assistive devices: usage in patients with rheumatoid arthritis. *Clin Rheumatol, 28*(2), 119-128.

de Groot, S., Post, M. W., Bongers-Janssen, H. M., Bloemen-Vrencken, J. H., & van der Woude, L. H. (2011). Is manual wheelchair satisfaction related to active lifestyle and participation in people with a spinal cord injury? *Spinal Cord, 49*(4), 560-565.

Deitermann, B., Kemper, C., Hoffmann, F., & Glaeske, G. (2006). GEK-Heil- und Hilfsmittel-Report 2006. Auswertungsergebnisse der GEK-Heil- und Hilfsmitteldaten aus den Jahren 2004 und 2005. St. Augustin: Asgard.

Demers, L., Fuhrer, M. J., Jutai, J., Lenker, J., Depa, M., & De Ruyter, F. (2009). A conceptual framework of outcomes for caregivers of assistive technology users. *Am J Phys Med Rehabil, 88*(8), 645-655; quiz 656-648, 691.

Demers, L., Fuhrer, M. J., Jutai, J. W., Scherer, M. J., Pervieux, I., & DeRuyter, F. (2008). Tracking mobility-related assistive technology in an outcomes study. *Assist Technol, 20*(2), 73-83.

Demers, L., Monette, M., Descent, M., Jutai, J., & Wolfson, C. (2002a). The Psychosocial Impact of Assistive Devices Scale (PIADS): translation and preliminary psychometric evaluation of a Canadian-French version. *Qual Life Res, 11*(6), 583-592.

Demers, L., Monette, M., Lapierre, Y., Arnold, D. L., & Wolfson, C. (2002b). Reliability, validity, and applicability of the Quebec User Evaluation of Satisfaction with assistive Technology (QUEST 2.0) for adults with multiple sclerosis. *Disabil Rehabil, 24*(1-3), 21-30.

Demers, L., Ska, B., Giroux, F., & Weiss-Lambrou, R. (1999a). Stability and reproducibility of the Quebec User Evaluation of Satisfaction with assistive Technology (QUEST). *Journal of Rehabilitation Outcomes Measurement, 3*(4), 42-52.

Demers, L., Ska, B., & Weiss-Lambrou, R. (2000a). *Manual of the Quebec user evaluation of satisfaction with assistive technology*: Institute for Matching Person & Technology.

Demers, L., Ska, B., & Weiss-Lambrou, R. (2000b). *QUEST Questionnaire*: Institute for Matching Person & Technology.

Demers, L., Weiss-Lambrou, R., & Ska, B. (1994). L'utilisation domicile des aides techniques par les personnes agees: Une etude pilote. *Canadian Journal of Occupational Therapy, 61*(5), 260-268.

Demers, L., Weiss-Lambrou, R., & Ska, B. (1996). Development of the Quebec User Evaluation of Satisfaction with assistive Technology (QUEST). *Assist Technol, 8*(1), 3-13.

Demers, L., Weiss-Lambrou, R., & Ska, B. (2000c). Item analysis of the Quebec User Evaluation of Satisfaction with Assistive Technology (QUEST). *Assist Technol, 12*(2), 96-105.

Demers, L., Wessels, R., Weiss-Lambrou, R., Ska, B., & De Witte, L. P. (2001). Key dimensions of client satisfaction with assistive technology: a cross-validation of a Canadian measure in The Netherlands. *J Rehabil Med, 33*(4), 187-191.

Demers, L., Wessels, R. D., Weiss-Lambrou, R., Ska, B., & De Witte, L. P. (1999b). An international content validation of the Quebec User Evaluation of Satisfaction with assistive Technology (QUEST). *Occupational Therapy International, 6*(3), 159-175.

Derosier, R., & Farber, R. S. (2005). Speech recognition software as an assistive device: a pilot study of user satisfaction and psychosocial impact. *Work, 25*(2), 125-134.

Destatis. (2011). Verordnung zur Durchfuehrung einer Bundesstatistik über Pflegeeinrichtungen sowie ueber die haeusliche Pflege (Pflegestatistik-Verordnung-PflegeStatV) vom 24. November 1999. Zugriff am 04.05.2011, von http://www.destatis.de/jetspeed/portal/cms/Sites/destatis/SharedContent/Oeffentlich/A2/Rechtsgrundlagen/Statistikbereiche/Sozialleistungen/581__PflegStatV ,property=file.pdf

Dijcks, B. P., De Witte, L. P., Gelderblom, G. J., Wessels, R. D., & Soede, M. (2006a). Non-use of assistive technology in The Netherlands: a non-issue? *Disabil Rehabil Assist Technol, 1*(1-2), 97-102.

Dijcks, B. P., Wessels, R. D., de Vlieger, S. L., & Post, M. W. (2006b). KWAZO, a new instrument to assess the quality of service delivery in assistive technology provision. *Disabil Rehabil, 28*(15), 909-914.

Donabedian, A. (1966). Evaluating the quality of medical care. *Milbank Mem Fund Q, 44*(3), Suppl:166-206.

Donabedian, A. (1988). The quality of care. How can it be assessed? *JAMA, 260*(12), 1743-1748.

Duden. (2010). Duden 01. Die deutsche Rechtschreibung plus Duden Korrektor kompakt 7.0: Das umfassende Standardwerk auf der Grundlage der aktuellen amtlichen Regeln: Bibliograph. Instit. GmbH.

DVfR. (2006). Für eine optimierte Versorgung mit Hilfsmitteln - Expertise der DVfR. Zugriff am 19.06.2011, 2011, von http://www.dvfr.de/nc/de/stellungnahmen/single-news/browse/1/artikel/fuer-eine-optimierte-versorgung-mit-hilfsmitteln-expertise-der-dvfr/47/?cHash=4fc0333d6884c2039c1fe88ac825d8e2&sword_list[0]=optimierte

Eichhorn, S. (1997). Integratives Qualitätsmanagement im Krankenhaus. Konzeption und Methoden eines qualitäts- und kostenintegrierten Krankenhausmanagements. Stuttgart, Berlin, Köln: W. Kohlhammer.

Fergenbauer, G., Krieg, S., & Rohland, D. (2009). Der alte Mensch in der Begutachtung - Besonderheiten der Hilfsmittelversorgung und deren Begutachtung. *Der medizinische Sachverständige, 105*(5), 166-170.

Finlayson, M., & Havixbeck, K. (1992). A post-discharge study on the use of assistive devices. *Can J Occup Ther, 59*(4), 201-207.

Fuchs, R. H., & Gromak, P. A. (2003). Wheelchair use by residents of nursing homes: effectiveness in meeting positioning and mobility needs. *Assist Technol, 15*(2), 151-163.

Gansweid, B., & Heine, U. (2008). Neues Verfahren zur Pflegebegutachtung erprobt. *MDK-Forum, 2*(12), 16-18.

Geertzen, J. H., Gankema, H. G., Groothoff, J. W., & Dijkstra, P. U. (2002). Consumer satisfaction in prosthetics and orthotics facilities. *Prosthet Orthot Int, 26*(1), 64-71.

Geigenmüller, A., & Leischnig, A. (2009). Wirkungen aktiver Kundenbeteiligung in personenbezogenen Dienstleistungsbeziehungen - Implikationen für Strategien des Consumer Empowerment. In: M. Bruhn & B. Stauss (Hrsg.), *Kundenintegration: Forum Dienstleistungsmanagement*. Wiesbaden: Gabler.

Gentry, T., Wallace, J., Kvarfordt, C., & Lynch, K. B. (2008). Personal digital assistants as cognitive aids for individuals with severe traumatic brain injury: a community-based trial. *Brain Inj, 22*(1), 19-24.

Gerss, W. (1999). *Statistik fuer Soziologen, Paedagogen, Psychologen und Mediziner*. Thun, Frankfurt am Main: Harri Deutsch Verlag.

Giesbrecht, E. M., Ripat, J. D., Quanbury, A. O., & Cooper, J. E. (2009). Participation in community-based activities of daily living: comparison of a pushrim-activated, power-assisted wheelchair and a power wheelchair. *Disabil Rehabil Assist Technol, 4*(3), 198-207.

GKV-Spitzenverband. (2006). Richtlinien der Spitzenverbände der Pflegekassen über die Abgrenzung der Merkmale der Pflegebeduerftigkeit und der Pflegestufen sowie zum Verfahren der Feststellung der Pflegebeduerftigkeit.

Görres, S. (1999). Qualitätssicherung in Pflege und Medizin: Bestandsaufnahme, Theorieansätze, Perspektiven am Beispiel des Krankenhauses. Bern: Huber.

Gottberg, K., Einarsson, U., Fredrikson, S., von Koch, L., & Holmqvist, L. W. (2002). Multiple sclerosis in Stockholm County. A pilot study of utilization of health-care resources, patient satisfaction with care and impact on family caregivers. *Acta Neurol Scand, 106*(5), 241-247.

Grouven, U., Bender, R., Ziegler, A., & Lange, S. (2007). [The kappa coefficient]. *Dtsch Med Wochenschr, 132 Suppl 1*, e65-68.

Gruening, M. (2002). Performance-Measurement-Systeme: Messung und Steuerung von Unternehmensleistung. Wiesbaden: Deutscher Universitaets-Verlag.

Guillemin, F., Bombardier, C., & Beaton, D. (1993). Cross-cultural adaptation of health-related quality of life measures: literature review and proposed guidelines. *J Clin Epidemiol, 46*(12), 1417-1432.

Guion, R. (1977). Content validity – The source of my discontent. *Applied Psychological Measurement, 1*(1), 1-10.

Gustafson, D. H. (1991). Expanding on the role of patient as consumer. *QRB Qual Rev Bull, 17*(10), 324-325.

Harrefors, C., Axelsson, K., & Savenstedt, S. (2010). Using assistive technology services at differing levels of care: healthy older couples' perceptions. *J Adv Nurs, 66*(7), 1523-1532.

HEART. (1995). The HEART Study. Zugriff am 16.06.2011, 2011, von http://www.hi.se/en/Activities/Projects-Current-and-Ended-projects/Ended-projects/The-HEART-Study/

Heinbuechner, B., Hautzinger, M., Becker, C., & Pfeiffer, K. (2010). Satisfaction and use of personal emergency response systems. *Z Gerontol Geriatr, 43*(4), 219-223.

HilfsM-RL. (2009). Richtlinie des Gemeinsamen Bundesausschusses ueber die Verordnung von Hilfsmitteln in der vertragsaerztlichen Versorgung. *Bundesanzeiger, 61.*

Hill, K., Goldstein, R., Gartner, E. J., & Brooks, D. (2008). Daily utility and satisfaction with rollators among persons with chronic obstructive pulmonary disease. *Arch Phys Med Rehabil, 89*(6), 1108-1113.

Hubert, M. (2003). [The practice of needs assessment for the supply with technical aids in The Netherlands]. *Rehabilitation (Stuttg), 42*(1), 52-59.

Huhn, S. (2011). Bewegung gezielt unterstützen. Hilfsmittel zur Mobilität. *Die Schwester/ Der Pfleger, 4,* 334-337.

IATP. (2004). Assistive Technology Programs History. Zugriff am 15.04.2011, 2011, von http://www.idahoat.org/dnn/AboutUs/ATamptheLaw/TechnologyAct.aspx

ISO, D. E. (1995). Qualitätsmanagement und Qualitätssicherung. Begriffe.

Jardon, A., Gil, A. M., de la Pena, A. I., Monje, C. A., & Balaguer, C. (2011). Usability assessment of ASIBOT: a portable robot to aid patients with spinal cord injury. *Disabil Rehabil Assist Technol, 6*(4), 320-330.

Jedeloo, S., De Witte, L. P., Linssen, B. A., & Schrijvers, A. J. (2002). Client satisfaction with service delivery of assistive technology for outdoor mobility. *Disabil Rehabil, 24*(10), 550-557.

Kamps, N. (2010). Hilfsmittelversorgung von Pflegebedürftigen. rechtssicheres Hilfsmittel-Management in der Pflegepraxis (1 Aufl.). Landsberg am Lech: Mensch und Medien.

Karmarkar, A. M., Collins, D. M., Kelleher, A., & Cooper, R. A. (2009). Satisfaction related to wheelchair use in older adults in both nursing homes and community dwelling. *Disabil Rehabil Assist Technol, 4*(5), 337-343.

Kimmel, A., & Windeler, J. (2008). Neues Verfahren zur Pflegebegutachtung erprobt. *MDK-Forum, 4*(12), 10-12.

Kirby, R. L., MacDonald, B., Smith, C., MacLeod, D. A., & Webber, A. (2008). Comparison between a tilt-in-space wheelchair and a manual wheelchair equipped with a new rear anti-tip device from the perspective of the caregiver. *Arch Phys Med Rehabil, 89*(9), 1811-1815.

Kohn, J. G., LeBlanc, M., & Mortola, P. (1994). Measuring quality and performance of assistive technology: results of a prospective monitoring program. *Assist Technol, 6*(2), 120-125.

Kohn, J. G., Mortola, P., & LeBlanc, M. (1991). Clinical trials and quality control: checkpoints in the provision of assistive technology. *Assist Technol, 3*(2), 67-74.

Krahmer, U. (Hrsg.). (2010). *Hilfe zur Pflege nach dem SGB XII. Leistungen der neuen Sozialhilfe bei Pflegebedarf* (4., überarb. Aufl. Band 3). Hannover: Vincentz Network

Krämer, A., & Mauer, R. (1998). Mandantenbindung und Unternehmenserfolg bei Anwaltskanzleien. *Zeitschrift für die Anwaltspraxis, 9*(3), 141-152.

Lacoste, M., Weiss-Lambrou, R., Allard, M., & Dansereau, J. (2003). Powered tilt/recline systems: why and how are they used? *Assist Technol, 15*(1), 58-68.

Laffont, I., Dumas, C., Pozzi, D., Ruquet, M., Tissier, A. C., Lofaso, F., et al. (2007). Home trials of a speech synthesizer in severe dysarthria: patterns of use, satisfaction and utility of word prediction. *J Rehabil Med, 39*(5), 399-404.

Laffont, I., Guillon, B., Fermanian, C., Pouillot, S., Even-Schneider, A., Boyer, F., et al. (2008). Evaluation of a stair-climbing power wheelchair in 25 people with tetraplegia. *Arch Phys Med Rehabil, 89*(10), 1958-1964.

LANDESSTIFTUNG (Hrsg.). (2008). *Training bei Demenz. Dokumentation zum Kongress „Training bei Demenz".* Stuttgart: Landesstiftung Baden-Württemberg gGmbH.

Landis, J. R., & Koch, G. G. (1977). The measurement of observer agreement for categorical data. *Biometrics, 33*(1), 159-174.

Maidhof, R., Schneider, F., Rachold, U., Gerber, J., Niehoff, J. U., & Sann, J. (2002). Der Barthel-Index: eine Alternative zum Begutachtungsverfahren in der Pflegeversicherung? *Gesundheitswesen, 64*(01), 54,59.

Mann, W. C., Ottenbacher, K. J., Fraas, L., Tomita, M., & Granger, C. V. (1999). Effectiveness of assistive technology and environmental interventions in maintaining independence and reducing home care costs for the frail elderly. A randomized controlled trial. *Arch Fam Med, 8*(3), 210-217.

Mao, H. F., Chen, W. Y., Yao, G., Huang, S. L., Lin, C. C., & Huang, W. N. (2010). Cross-cultural adaptation and validation of the Quebec User Evaluation of Satisfaction with Assistive Technology (QUEST 2.0): the development of the Taiwanese version. *Clin Rehabil, 24*(5), 412-421.

Martin, J. S., Vincenzi, C., & Spirig, R. (2007). [Principles and methods of good practice for the translation process for instruments of nursing research and nursing practice]. *Pflege, 20*(3), 157-163.

Martin, S., Kelly, G., Kernohan, W. G., McCreight, B., & Nugent, C. (2008). Smart home technologies for health and social care support. *Cochrane Database Syst Rev*(4), CD006412.

MDK-WL. (2011). Evaluierung der durchgeführten Hilfsmittelversorgung nach § 275 Abs. 3 SGB V.   Zugriff, von http://www.mdk-wl.de/index.php?id=117

MDKBW. (2011). Hilfsmittel-Begutachtung.   Zugriff am 22.06.2011, 2011, von http://www.mdkbw.de/119.htm

MDS. (2009). *Richtlinien des GKV-Spitzenverbandes zur Begutachtung von Pflegebedürftigkeit nach dem XI. Buch des Sozialgesetzbuches*. Essen: Medizinischer Dienst des Spitzenverbandes Bund der Krankenkassen e.V. (MDS) und GKV-Spitzenverband.

MDS. (2011). Welches Produkt ist das richtige?   Zugriff am 14.04.2011, 2011, von http://www.mds-ev.de/Welches_Produkt.htm

Megivern, K., Halm, M. A., & Jones, G. (1992). Measuring patient satisfaction as an outcome of nursing care. *J Nurs Care Qual, 6*(4), 9-24.

Mischker, A. (2009). Die initiale Hilfsmittelversorgung für Patienten nach hüftnaher Femurfraktur: eine Vergleichsstudie über drei Mobilitätshilfsmittelgruppen im quasi-experimentellen Design zu drei Messzeitpunkten - im Fokus der Sicherheit, Wirksamkeit und Lebensqualität. Berlin: mbv.

Nunnally, J. C., & Bernstein, I. H. (1994). *Psychometric theory* (2. Aufl.). New York: McGraw-Hill.

Pellegrini, N., Bouche, S., Barbot, F., Figere, M., Guillon, B., & Lofaso, F. (2010). Comparative evaluation of electric wheelchair manoeuvrability. *J Rehabil Med, 42*(6), 605-607.

Pfaff, H. (2011). Pflegestatistik 2009. Pflege im Rahmen der Pflegeversicherung Deutschlandergebnisse. Wiesbaden: Statistisches Bundesamt.

Pfaff, H., & Rottlaender, R. (2003). Pflegestatistik 2001. Pflege im Rahmen der Pflegeversicherung Deutschlandergebnisse. Bonn: Statistisches Bundesamt.

Pfaff, H., & Rottlaender, R. (2005). Pflegestatistik 2003. Pflege im Rahmen der Pflegeversicherung Deutschlandergebnisse. Bonn: Statistisches Bundesamt.

Pfaff, H., & Rottlaender, R. (2007). Pflegestatistik 2005. Pflege im Rahmen der Pflegeversicherung Deutschlandergebnisse. Wiesbaden: Statistisches Bundesamt.

Pfaff, H., & Rottlaender, R. (2009). Pflegestatistik 2007. Pflege im Rahmen der Pflegeversicherung Deutschlandergebnisse. Wiesbaden: Statistisches Bundesamt.

Pfeiffer, K. (2008). Beurteilung der Anwenderzufriedenheit mit technischen Hilfsmitteln. QUEST 2.0-G (German Version 18.01.2008, Dr. Klaus Pfeiffer, Robert-Bosch-Krankenhaus, Stuttgart - klaus.pfeiffer@rbk.de). Stuttgart: vorraussichtliche Veröffentlichung ab 01.07.2011 unter www.matchingpersonandtechnology.com.

Prakke, H., & Flerchinger, C. (1999). *Qualitätsentwicklung. Allgemeine Qualitätskriterien für die Pflege im Krankenhaus.* Bern, Göttingen, Seattle, Toronto: Hans Huber.

REHADAT. (2011). Hilfsmittelverzeichnis Zugriff am 14.04.2011, 2011, von http://www.rehadat.de/gkv2/Gkv.KHS

Samuelsson, K., & Wressle, E. (2008). User satisfaction with mobility assistive devices: an important element in the rehabilitation process. *Disabil Rehabil, 30*(7), 551-558.

Sauer, K., Kemper, C., Kaboth, K., & Glaeske, G. (2010). BARMER GEK Heil- und Hilfsmittel- Report 2010. Auswertungsergebnisse der BARMER GEK Heil- und Hilfsmitteldaten aus den Jahren 2008 bis 2009. St. Augustin: Asgard-Verlag.

Scherer, M. J. (1996). Living in the state of stuck: how technology impacts the lives of people with disabilities: Brookline Books.

Schmutte, A. M. (1999). Ganzheitliches Qualitätsmanagement: Krankenhäuser auf dem Weg zur Business Excellence. In: G. E. Braun (Aufl.), *Handbuch Krankenhausmanagement* (S. 643- 675). Stuttgard: Schäffer-Poeschel.

Schnell, R., Hill, P. B., & Esser, E. (2008). *Methoden der empirischen Sozialforschung* (Band 8). Oldenbourg: Wissenschaftsverlag.

SGB. (2007). *SGB - Sozialgesetzbuch.* Berlin: Deutscher Taschenbuch Verlag.

Shoemaker, L. L., Lenker, J. A., Fuhrer, M. J., Jutai, J. W., Demers, L., & DeRuyter, F. (2009). Mobility-related assistive technology device classifications: implications for outcomes research. *Am J Phys Med Rehabil, 88*(12), 1020-1032.

Shone, S. M., Ryan, S., Rigby, P. J., & Jutai, J. W. (2002). Toward a comprehensive evaluation of the impact of electronic aids to daily living: evaluation of consumer satisfaction. *Disabil Rehabil, 24*(1-3), 115-125.

SQG. (2011). Qualitaetsreport 2009. Auftraggeber: GBA. Zugriff am 28.04.2011, 2011, von http://www.sqg.de/sqg/upload/CONTENT/Qualitaetsberichte/2009/AQUA-Qualitaetsreport-2009.pdf

Statistikportal. (2010). Demografischer Wandel in Deutschland. Auswirkungen auf Krankenhausbehandlungen und Pflegebeduerftige im Bund und in den Laendern. In S. A. d. B. u. d. Laender (Eds.) Available from www.statistik-portal.de/Statistik-Portal/demografischer_wandel_heft2.pdf

SVR. (2001). Sachverstaendigenrat fuer die konzertierte Aktion im Gesundheitswesen. Bedarfsgerechtigkeit und Wirtschaftlichkeit. Qualitaetsentwicklung in Medizin und Pflege. Gutachten 2000/2001 Kurzfassung (Band 2). Bonn: Deutscher Bundestag, 14. Wahlperiode Drucksache 14/5661.

SVR. (2005). Koordination und Qualitaet im Gesundheitswesen. Bonn.

Thygesen, J., Aagren, M., Arnavielle, S., Bron, A., Frohlich, S. J., Baggesen, K., et al. (2008). Late-stage, primary open-angle glaucoma in Europe: social and health care maintenance costs and quality of life of patients from 4 countries. *Curr Med Res Opin, 24*(6), 1763-1770.

Trail, M., Nelson, N., Van, J. N., Appel, S. H., & Lai, E. C. (2001). Wheelchair use by patients with amyotrophic lateral sclerosis: a survey of user characteristics and selection preferences. *Arch Phys Med Rehabil, 82*(1), 98-102.

Trefler, E., Fitzgerald, S. G., Hobson, D. A., Bursick, T., & Joseph, R. (2004). Outcomes of wheelchair systems intervention with residents of long-term care facilities. *Assist Technol, 16*(1), 18-27.

VDEK. (2010). Fragen und Antworten Praequalifizierung im Hilfsmittelbereich Berlin: Verband der Ersatzkassen e. V. (vdek).

Vincent, C., Reinharz, D., Deaudelin, I., Garceau, M., & Talbot, L. R. (2006). Public telesurveillance service for frail elderly living at home, outcomes and cost evolution: a quasi experimental design with two follow-ups. *Health Qual Life Outcomes, 4*, 41.

Wagner, A. (2010). *Begutachtungen des Medizinischen Dienstes fuer die Pflegeversicherung 2009*. Essen: Medizinischer Dienst des Spitzenverbandes Bund der Krankenkassen e. V. (MDS).

Ward, A. L., Sanjak, M., Duffy, K., Bravver, E., Williams, N., Nichols, M., et al. (2010). Power wheelchair prescription, utilization, satisfaction, and cost for patients with amyotrophic lateral sclerosis: preliminary data for evidence-based guidelines. *Arch Phys Med Rehabil, 91*(2), 268-272.

Weiss-Lambrou, R. (1993). Technologie en réadaptation. Undergraduate Course notes. *Technology in Rehabilitation*.

Weiss-Lambrou, R., Demers, L., Tremblay, C., & Ska, B. (1997). In QUEST of User Satisfaction with Assistive Device. In: G. Anogianakis, C. Boehler & M. Soede (Hrsg.), *Advancement of assistive technology* (S. 428-431). Amsterdam: IOS Press.

Wessels, R. D., & De Witte, L. P. (2003). Reliability and validity of the Dutch version of QUEST 2.0 with users of various types of assistive devices. *Disabil Rehabil, 25*(6), 267-272.

Wessels, R. D., de Witte, L. P., Weiss-Lambrou, R., Demers, L., & Wijlhuizen, G. (1998). A Dutch version of QUEST (D-QUEST) applied as a routine follow-up within the service delivery process. In: I. P. Porrero & E. Ballabio (Hrsg.), *Improving the quality of life for the European citizen: technology for inclusive design and equality* (Aufl. 4, S. 420-424). Amsterdam: IOS Press.

Wild, D., Grove, A., Martin, M., Eremenco, S., McElroy, S., Verjee-Lorenz, A., *et al.* (2005). Principles of Good Practice for the Translation and Cultural Adaptation Process for Patient-Reported Outcomes (PRO) Measures: report of the ISPOR Task Force for Translation and Cultural Adaptation. *Value Health, 8*(2), 94-104.